日日運動戰帖！

功能性健身訓練套餐

目錄
CONTENTS

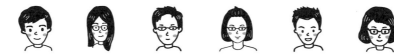

目錄
CONTENTS

今天的運動
也是最棒的！

每個上班的日子，我們利用中午 30 分鐘時間做了「功能性訓練運動」，每天的自力運動菜單不同，德教練端上來香噴噴汗淋漓的套餐，等著我們摩拳擦掌盡情享受！

菜單是什麼？菜單是什麼？許多人如此問，但是一時也難說明白，於是有了整理成書，與更多的朋友分享，只要參考書中的菜單組合，任意調配屬於自己的運動菜單，即可在家進行運動訓練，運動的好處說不完，真正的健康體會在運動習慣養成後，果真給自己 3 個月的練習，身體會回饋給您滿滿的活力。

有一種健身運動選擇，在你的家，在你的房間，在任何你想訓練的地方。

德教練的自力運動菜單，來自於「自由」、「自律」、「自主」、「自感」、「自省」的想法，不同於健身房的制式機器，更多來自於「自體肌肉的控制」，達到更好的平衡訓練！強化肌耐力、增加身體的敏捷、活化身體的循環，修飾身材線條，都是菜單訓練的目的。

多元器材的輔助訓練的確可以讓身體做出更好的應變運動，故德教練在菜單的安排上，會輔以小器材，創造出變化和強度，也提升了我們的樂趣！

儘管有時強度較強，造成的肌肉酸痛，但我們卻是享受著這種感覺，因為這代表著「鬆懈的肌肉」有被修理的後果。也因為時常的練習，提升了肌肉和身體的敏捷，好處真的只有自己非常的清楚。

精選 20 組訓練計劃與讀者分享，我們為自己頒發了「最佳肌效獎」！因為運動，因為訓練，讓我們好好的認識自我的肌肉能量、燃脂代謝、靈敏反應、身形外在等等，都是很珍貴並且可以維護的，不吃飯可以瘦，但好好吃飯，好好運動，可以瘦的更健康更漂亮，精神上可以更專注快樂，不是嗎？

「最佳肌效獎」也頒發給愛健康的你，加油！一起為健康好好運動吧！

精采的菜單要開始囉！
德教練細心的示範每個動作，你只要跟著我們運動，跟著我們創造樂趣，每天的
運動都是最棒的！

主編

Emily

關於運動，
我們可以這樣做！

【自由重量訓練的好處】

你不去健身房、喜歡在家或戶外運動嗎？你想在家裡健身，但卻不知道該練什麼？或是你是想簡單的練一下，讓身體維持基本功能。曾萌生這些念頭的朋友，菜單的設計方面，可以建議「功能性訓練」。

在介紹「功能性訓練」之前，可以先聯想現在大多數健身房重量訓練區是什麼樣子，不外乎許多的器材、空曠的場地，如果再深入一點去細分，第一種類型：許多的器材，各種部位、各種角度所獨立出來的器材，通常比較制式，在固定的軌道上進行，有安全裝置以降低危險發生的機率，在許多大型的健身房非常普及，它是藉由肌肉充血、破壞等方式來使肌肉成長，使形狀、外觀好看而且勻稱；第二種類型：自由重量 (free weight) 的器材，所謂自由重量就是槓鈴、啞鈴這類的器材，沒有太多支撐與保護，需要靠自身核心的穩定來控制重量，自由重量最能衍生許多訓練動作，刺激身體的成長，而用這些器材訓練最適合發展人體基本「功能」，例如推、拉、跑、跳…等。

所以自由重量可說是成本效益最高的重量訓練方式。這也是為什麼現在也越來越多小型的工作室類型的健身房，裡面器材以自由重量為主，讓學員達到目標。

這兩種訓練方式沒有誰對誰錯的問題，兩者各有優缺點，操作得宜都有相輔相成的功用，只是如果今天不透過健身房的器材，平常我們要運動必須透過徒手或簡易的器材來進行，也就是所謂的自由重量，如同前面所述自由重量能夠訓練許多動作模式，進而訓練我們日常所需的「功能」。

什麼是「功能性訓練」？
所謂「功能性訓練」就是具備「目的」的訓練，今天為了什麼目的而去設計菜單來強化鍛鍊以應付賽場上或日常生活必須的動作。

好比說健美與球類運動，他們所需的「功能」一定不一樣，健美要求的可能是肌肉的勻稱度或是肌肉間分離的程度，目的是體脂低、肌肉量大；球類運動需要的可能是瞬間爆發力以及各種衝刺、跳躍等動作技巧表現到運動場上。也許這兩種運動都可能會有相同的訓練動作（譬如深蹲），但訓練的細節可能就大不相同。所以訓練的安排只要能達成那項運動所需要的目的，基本上就是個好訓練。

在安排訓練之前要先釐清目的是什麼，這本書目的是希望帶給大眾相對「強壯」的身體，而對於「強壯」每個人都有屬於自己的定義，倘若是球類運動員無非是想跑更快、跳更高，對於不常運動的民眾，爬樓梯膝蓋不會痛、搬東西腰不會閃到就滿足了，不同族群有屬於他們自己的「強壯」。這本書的目的是希望建構身體基本的功能，以簡單的器材在家裡或有限的環境就能夠完成，爾後如果有興趣到健身房持續突破也能馬上銜接基本動作模式，所以無論是想在家健身或是到健身房運動的人都合適。

以下簡單敘述訓練的安排上的邏輯：

（一） 著重多關節運動

過往想要練肱二頭肌，就會去做啞鈴二頭彎舉這類的動作，如果你是健美選手需要將肌肉獨立出來鍛鍊，或單純針對肱二頭肌的鍛鍊，否則以功能性訓練的角度，我們可能會用一些「拉」的動作，不只強化手臂，同時鍛鍊到背部的大肌肉群，以多關節多肌群整合成一個動作，提升肌肉間的整合與協調，增加動作效率。

（二） 減少局部鍛鍊的觀念

我們常常聽到今天練手、練腳，針對某塊肌肉的訓練，當然這沒有什麼不對，但在功能性訓練的觀念裡，我們會針對上肢及下肢做一些推或拉的動作，通常這些動作是許多肌肉參與的，例如硬舉不光只是鍛鍊股二頭肌，連帶訓練臀部的肌肉與核心的穩定，一舉數得。

（三） 強調動作模式

延續前面的傳統觀念，一般如果要鍛鍊下肢肌力會怎麼做？可能做個腿後勾（leg curl）來強化大腿後側，鍛鍊大腿前側就做坐姿大腿伸屈（seated leg extension），可曾想過日常生活中我們下肢動作會坐在那裡伸腿或勾腿嗎？答案應該是幾乎沒有。反思平常爬樓梯、從椅子上站起的動作模式，跟弓箭步和深蹲是不是比較相近呢！

（四） 適度發展肌肉收縮模式

平常生活當中肌肉收縮主要有三種模式，離心收縮、等長收縮和向心收縮，他們功用分別是儲存吸收力量、穩定維持力量及產生輸出力量，簡單來說我們跳躍：屈膝（緩衝）→膝蓋不內夾（穩定）→起跳（發力），在我們訓練菜單裡面皆可加入這些元素來強化自己的肌肉，有別於一般只強調向心收縮的肌力訓練。

（五） 多重平面

人體的動作是 3D 立體方向，簡單且白話地區分就是前後平面（矢狀面）、左右（額狀面）和旋轉（水平面），前面敘述的動作模式都是從這三種平面延伸，深蹲是前後平面，雙手高舉過頭是額狀面，轉身就是水平面，將這三者組裝起來是不是有點像我們從地上搬起重物放到旁邊的高架上，本書的訓練菜單也將針對這幾個面向下去鍛鍊。

根據以上敘述的邏輯，如果我們將人體區分上下肢，功能分為「推」和「拉」，基本上可以歸納出六個動作：1. 上肢垂直推、2. 上肢垂直拉、3. 上肢水平推、4. 上肢水平拉、5. 下肢推、6. 下肢拉，另外我們會加入核心抗伸展、抗旋轉，讓我們在器材有限的場地及居家的環境下能夠獲得較完善的訓練。

※ 注意事項

想要打造較為健康的身體，不是把菜單練一練就可以，而是動作之間的平衡，所謂平衡簡單來說就是相同負荷，舉例來說如果引體向上能做自己體重，仰臥推舉至少有同樣的能力，通常我們會希望上肢水平推拉平衡、上肢水平推與垂直拉平衡和下肢推拉平衡，上半身的動作不平衡傷害容易發生在肩膀，而下半身的傷害往往都是因為下肢推拉不平衡所導致。

呼吸

接下來開始運動之前，如何「呼吸」是非常重要的課題，正確的呼吸有助於正確的用力，而且避免運動傷害。

進入運動菜單之前，暖身是非常重要的，但身處忙碌的社會往往容易被忽略。必須了解暖身是幫助身體做好準備，同時降低運動受傷的風險及提升訓練的效率，即使本書所使用的器材負荷可能較低，不過固定進行熱身有助於增加

運動的表現。在進行我們的菜單以前,將暖身分為兩部分:1. 熱身、2. 啟動。

熱身

顧名思義就是讓身體「熱」起來,如果今天到健身房我們可以利用跑步機或橢圓機等之類的器材協助我們身體熱起來,但此書的方向是給予一般如果不去健身房也能使用,在有限的空間進行也能夠熱身,通常我們可以用原地慢跑或開合跳來提升心跳率,如果有道具(如跳繩)也是不錯的選擇。
然後試著以滾筒按摩來放鬆全身或一些較緊繃的部位。

從一開始提升全身血流量,有助於爾後肌肉的伸展與放鬆,這樣的流程將有助於你的訓練,然而有些動作可以稍加變化或加入自己的巧思,以維持每次運動的新鮮度。

啟動

當我們身體做好充足的準備去運動,接著要「活化」運動中所需要的肌肉和動作模式,所謂的活化就是喚醒,告訴肌肉說等等要這樣執行動作了,專業的稱之為「啟動」,通常上肢的運動,我們會動用到肩胛周遭的肌肉,而下肢則是臀部和髖關節的部分,當然還有銜接上下半身的核心肌群,以下介紹幾個啟動的動作:

1. 彈力帶滑牆

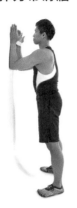 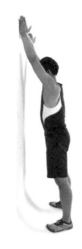 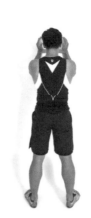 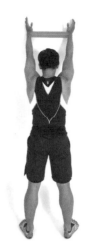

2. 肩胛後縮 YT

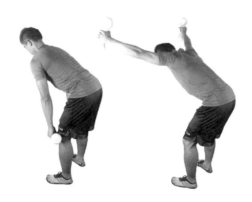 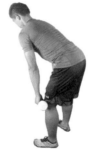 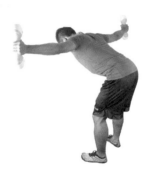

3. 棒式後縮

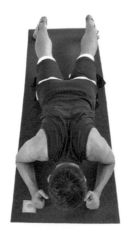 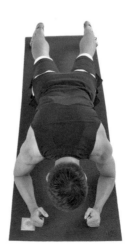

1. 彈力帶深蹲

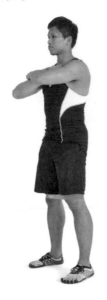 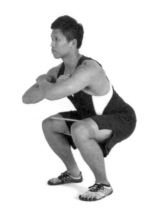

2. 彈力帶側走

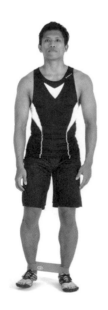 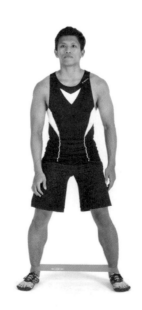

3. 彈力帶橋式

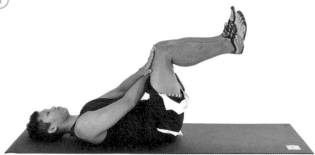

三 核心肌群

1. 死蟲式

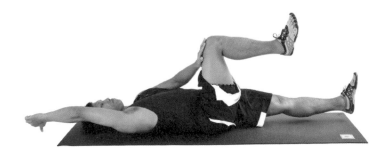

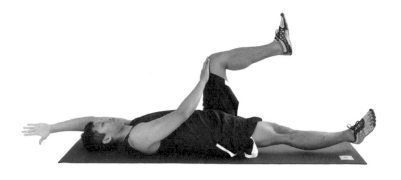

2. 貓駝式

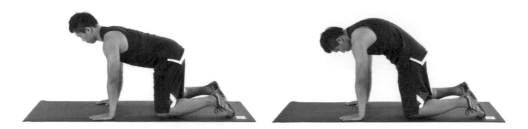

3. 鳥狗式

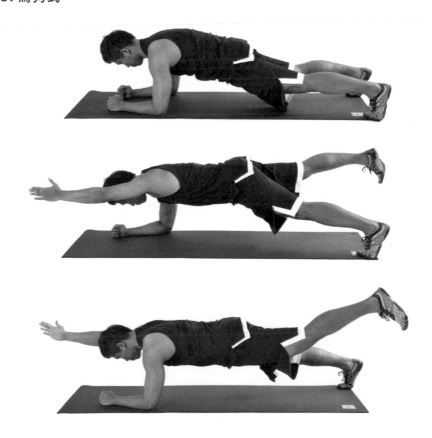

徹頭徹尾暖身過後，緊接著可以進行我們的菜單，以六大動作循序漸進鍛鍊出強健的體魄吧！

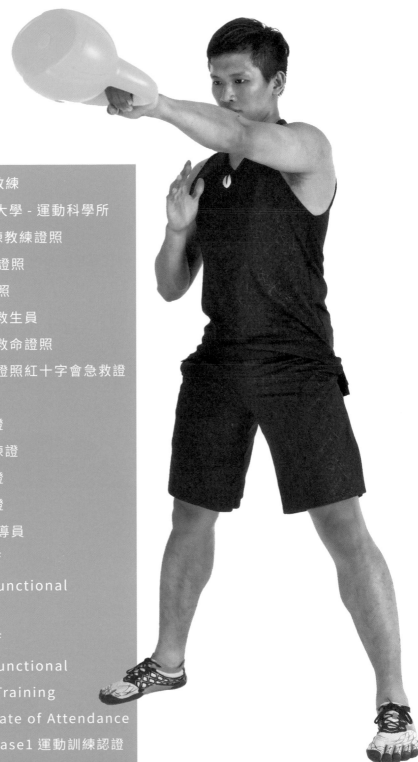

| 教練簡介 | 德教練

· 國立臺灣師範大學 - 運動科學所

· M.E.T 動作訓練教練證照

· 運動按摩 C 級證照

· 肌內效 C 級證照

· 教育部體育署救生員

· 紅十字會基本救命證照

· 水上協會救生證照紅十字會急救證

· 運動急救證照

· C 級游泳教練證

· C 級體適能教練證

· C 級籃球裁判證

· C 級籃球教練證

· IHFI 體適能指導員

· Certificate of AttendanceFunctional Assessment

· Certificate of AttendanceFunctional Treatment+ Training

· GRIP Certificate of Attendance

· EXOS-XPS phase1 運動訓練認證

初階

熟悉六大動作的基本模式，以建立良好姿勢為基礎。

Sport Menu-1

每週 1~2 次，可進行 2 週，組間休息 2 分鐘。

一 上肢水平推

· **伏地挺身**

1. 四肢著地，雙手放地上略比肩寬，手掌在肩膀下方。

2. 腹部緊繃，臀部夾緊，身體呈一直線。

3. 身體下沉，手肘彎曲，上臂與身體呈 45 度。

4. 過程維持姿勢，將身體推起，操作 12 下 3 組。

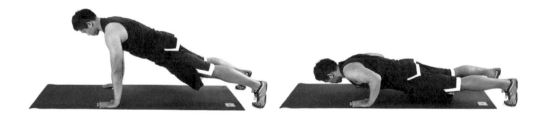

※ 簡易版本：一開始撐不起來可以先從跪姿開始。

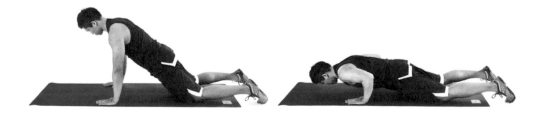

※ 進階版本：利用登階踏板將雙腳墊高，身體承受負重較多，或是雙腳在博蘇球上進行。

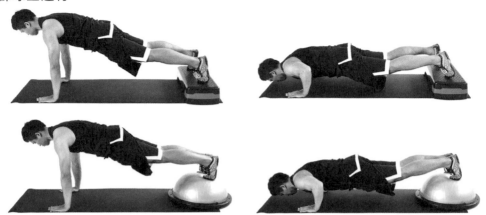

※ 鍛練功效：能夠鍛鍊胸部，訓練上肢"推"的能力，譬如跌倒後撐起來的動作。

二 上肢垂直拉

· **彈力帶反握下拉**

1. 將彈力帶固定好，雙手與肩同寬反手握住彈力帶。

2. 肩胛骨夾緊，將彈力帶拉至胸部，動作過程中上半身不後仰，然後再回到起始姿勢。

3. 重複 3 組 12 下。

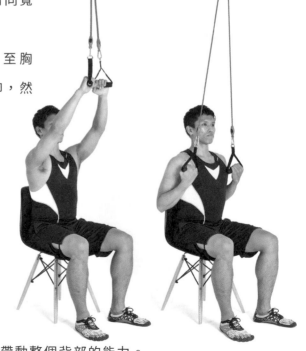

※ 鍛練功效：練習由肩胛開始帶動整個背部的能力。

三 下肢推

・ **壺鈴深蹲**

1. 手持壺鈴托至上胸處，身體站直，雙腳與肩同寬。

2. 蹲下時屁股向後，膝蓋彎曲，核心肌群保持繃緊。

3. 如果可以下蹲到大腿與地面平行，膝蓋對準腳指方向不內夾。

4. 重心座落臀部，以臀部及大腿用力站起，重覆執行 12 下 3 組。

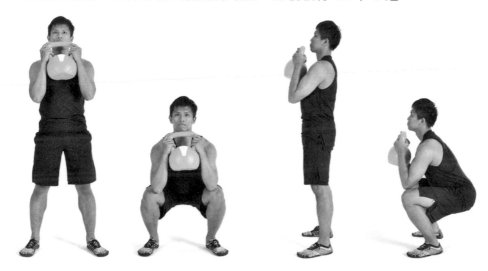

※ 簡易版本：可以利用抗力球來建立基礎肌力。

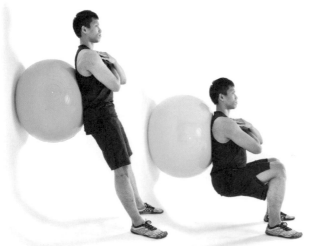

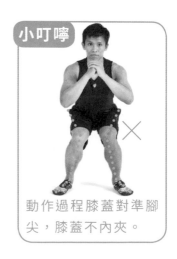

小叮嚀

動作過程膝蓋對準腳尖，膝蓋不內夾。

※ 鍛練功效：深蹲可以強化臀部及腿部肌群，不光訓練日常生活蹲下站起的能力，有許多動作模式都與深蹲息息相關，是非常全方位的動作喔。

四 核心

· 棒式

1. 一開始雙手與肩同寬手肘撐地，手肘在肩膀正下方，重心放在前臂。

2. 收下巴，讓身體從頭到腳呈一直線。

3. 臀部繃緊，腹部核心用力，保持呼吸。

4. 起始可以鍛鍊迅速繃緊啟動，然後維持姿勢 30 秒，執行 3 組。

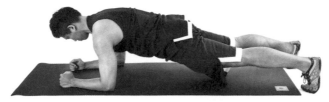

※ 簡易版本：撐不起來可以用雙膝著地的方式或雙手在椅子上進行。

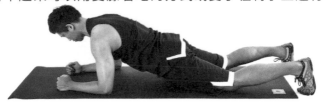

※ 進階版本：如果覺得強度不夠，可以利用登階踏板將雙腳墊高進行，或是抬單手 / 腳，以刺激更多核心肌群的參與。

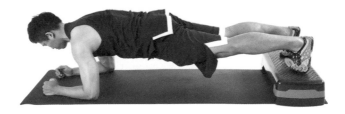

小叮嚀：雖然鍛鍊多關節動作，能夠促進核心肌群的參與，不過考量居家訓練的強度可能不高，特此利用棒式來強化核心肌群。

種類	動作	次數 / 時間	組數
上肢水平推	伏地挺身	12	3
上肢垂直拉	彈力帶反握下拉	12	3
下肢推	壺鈴深蹲	12	3
核心	棒式	30 秒	3

Sport Menu-2

每週 1~2 次，可進行 2 週，組間休息 2 分鐘，可與 Menu1 交錯進行。

一 上肢垂直推

· **彈力帶肩推**

1. 立姿雙腳踩住彈力帶，雙手將彈力帶拉至鎖骨附近。

2. 膝蓋微彎，核心繃緊，身體保持挺直，將彈力帶上舉過頭。

3. 手臂完全伸直在耳朵兩側，再慢慢放回起始位置，可做 3 組，每組 12 下。

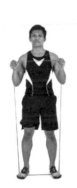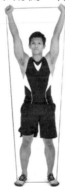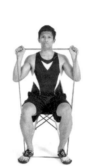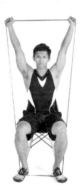

簡易版本：可以採坐姿降低高度，減輕彈力帶的阻力。

二 上肢水平拉

· **彈力帶坐姿划船**

1. 將彈力帶固定好，雙手與肩同寬反手握住彈力帶。

2. 肩胛骨夾緊，將彈力帶拉至胸部，動作過程中上半身不後仰，然後再回到起始姿勢。

3. 重複 3 組 12 下。

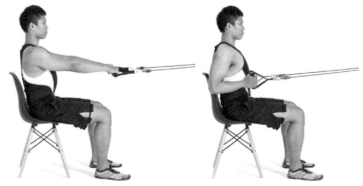

※ 鍛練功效：練習由肩胛開始帶動整個背部的能力。

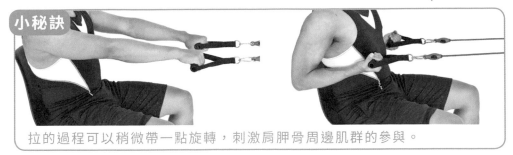

小秘訣

拉的過程可以稍微帶一點旋轉,刺激肩胛骨周邊肌群的參與。

三 下肢拉

・壺鈴相撲硬舉

1. 雙腳站比肩再寬,雙手握住壺鈴,臀部向後,身體前傾,壺鈴落在中間。

2. 肩胛向後收緊,上半身呈一直線,下背不得彎曲。

3. 臀部繃緊將髖部向前推,將壺鈴拉近身體,維持同樣動作模式將壺鈴放回地上。

4. 重複操作 3 組,每組 12 下,動作過程身體保持挺直。

※ 鍛練功效:雙腳站開使臀部肌肉參與更多,鍛練臀部發力。

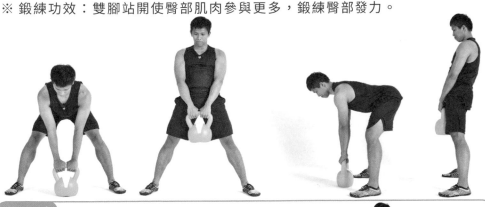

小叮嚀

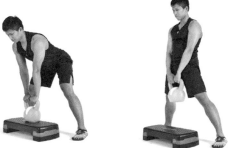

拉的過程可以稍微帶一點旋轉,刺激肩胛骨周邊肌群的參與。

四 核心

· 側棒式

1. 繃緊核心，臀部用力並抬起。

2. 頭、肩膀到腳踝應呈一直線。

3. 維持動作 30 秒再換邊，重覆 3 組。

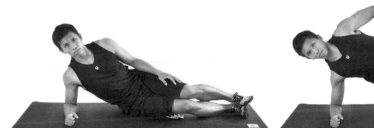
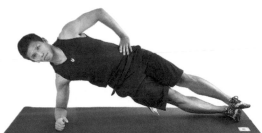

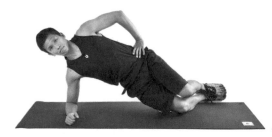
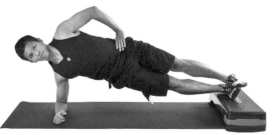

※ 簡易版本：撐不起來可以用雙腳屈膝的方式進行。

※ 進階版本：如果覺得強度不夠，可以利用登階踏板將雙腳墊高進行。

種類	動作	次數 / 時間	組數
上肢垂直推	彈力帶肩推	12	3
上肢水平拉	彈力帶坐姿划船	12	3
下肢拉	壺鈴相撲硬舉	12	3
核心	側棒式	30 秒	3

更多文章線上看

運動刺激更多 BDNF 活化大腦 創意運動集合！

提升 BDNF 腦源性神經營養因子 - 預防憂鬱症、失智症！

何謂 BDNF？

BDNF 是 Brain-Derived Neurotrophic Factor 的縮寫，中文叫作「腦源性神經營養因子」，人腦中的一種蛋白質，由腦源性神經營養因子基因生成，是神經營養因子中的一種，這種因子存在於人的神經系統中。既然是神經專屬的營養因子，主要的功用是調節神經傳導物質，參與神經元的分化、成長與重塑。

BDNF 的影響

有不少國際研究顯示，缺乏 BDNF 將可能造成一些認知功能障礙的問題，例如阿茲海默症 (Alzheimer's Disease,AD)，此即為常見的退化性失智症之一。失智症患者大腦的 BDNF 普遍分泌不足，且憂鬱症患者血液中 BDNF 的含量同樣均明顯較一般人低。然而，失智症患者罹患憂鬱症的機率相對也偏高，兩者間具有一定程度的關聯性，故 BDNF 亦可說是一個認知功能重要的評估指標；另外若長期處於高壓或憂鬱的狀態，也可能會抑制大腦 BDNF 的分泌，影響記憶及認知功能，若 BDNF 的製造出了問題或是濃度過低，均會影響記憶的形成，可能連帶會導致健忘、認知及學習力變差等症狀。

是否覺得記憶力大不如前，常常忘東忘西呢？或許可以試著增加自己體內的 ＂ BDNF ＂！

提升 BDNF 的方法

當我們在運動時，會增加 BDNF 的活化，心跳加快，快速運輸帶氧的血液到大腦去，使思緒清楚，學習效果更好。假如我們持續不斷運動就能增加 BDNF，然而身邊有很多唾手可得的道具能運動，現在就趕快起身吧！

運動不嚴肅，把生活當運動就能刺激 BDNF！

沙發椅｜伏地挺身

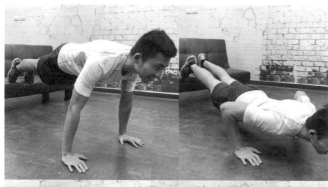

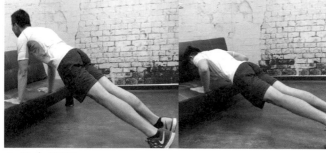

入門：腳在地，手在沙發，教輕鬆易上手。
進階：手在地，腳在沙發，強度較強。

水桶｜盪壺

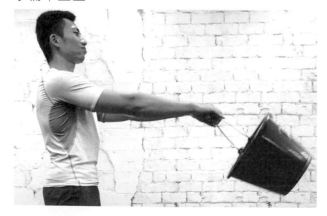

水桶內裝入沙包、重物或水（建議裝瓶），能充當壺鈴進行盪壺的動作，達到有氧和全身性肌力訓練。

寶特瓶｜手臂彎舉

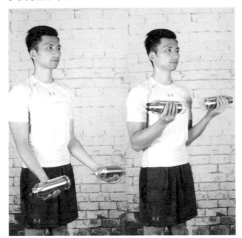

滅火器｜腹部側拉

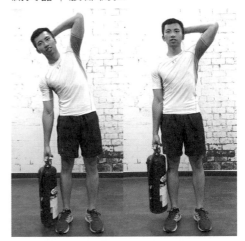

寶特瓶｜側平舉

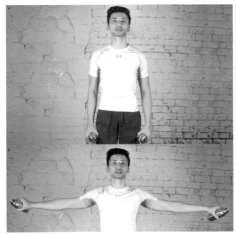

寶特瓶｜前平舉

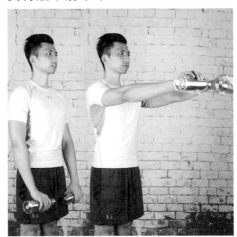

寶特瓶｜肩部推舉

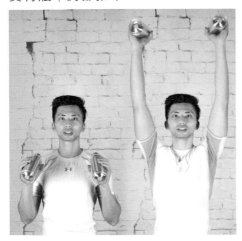

寶特瓶｜過頭伸展

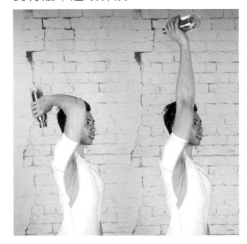

Sport Menu-3

改變方式來增進不同刺激，每週 2 次，執行 2 週，組間休息 2 分鐘。

一 上肢水平推

· **槓鈴臥推**

1. 雙手比肩略寬握住槓鈴，手腕打直，位於胸骨上方。

2. 肩胛骨後收，吸氣，槓鈴下放，上臂和身體呈 45 度。

3. 吐氣，將槓鈴推起，過程中臀部不得抬離平面。

4. 反覆執行 12 下，4 組。

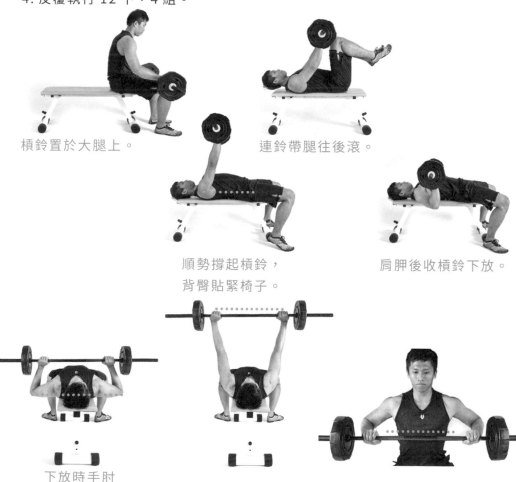

槓鈴置於大腿上。　　　　連鈴帶腿往後滾。

順勢撐起槓鈴，　　　　肩胛後收槓鈴下放。
背臀貼緊椅子。

下放時手肘
勿過低於肩膀。　　推起槓鈴保持水平穩定。　　槓鈴高度約為胸線中間。

28

簡易版本：可以躺在地面進行較為安全。

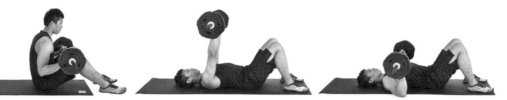

※ 小秘訣：將槓鈴推開時，雙手可嘗試扭轉槓鈴（非手肘直接向內夾，類似要把槓鈴折斷的發力方式），刺激更多肌纖維的徵召。

※ 小叮嚀：挑選能操作 12 下並維持正確姿勢的合適重量，請勿躁進。

二 上肢垂直拉

· **彈力帶雙跪下拉**

1. 雙腳跪於軟墊上，肩膀到膝蓋呈一直線。

2. 雙手握住把手，肩胛緊縮將把手拉至胸鎖骨處。

3. 過程中身體保持挺直不後仰。

4. 反覆執行 12 下 4 組。

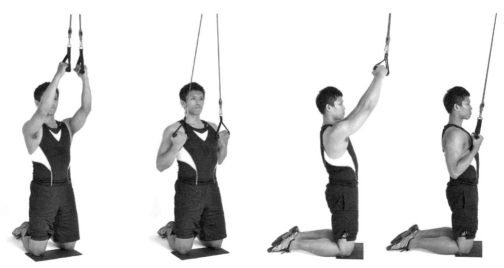

※ 小秘訣：動作過程可以帶點旋轉，刺激肩胛的肌肉收縮。

※ 鍛練功效：由於不是坐著操作，所以核心與臀部會參與的更多。

三 下肢推

· **高腳杯深蹲**

1. 挑選合適的重量，直握啞鈴托在胸前，手肘朝下，上半身挺直。

2. 保持核心緊繃，下背不前凹。

3. 臀部向後下蹲，蹲至大腿與地面平行，或以手肘觸碰膝蓋為止。

4. 臀部收縮前推站起，過程身體保持直線，執行 12 下 4 組。

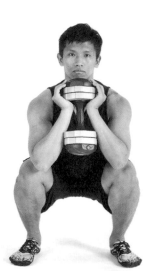
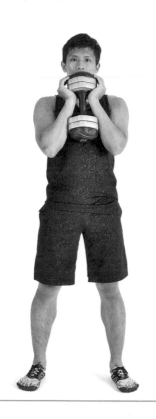

小叮嚀

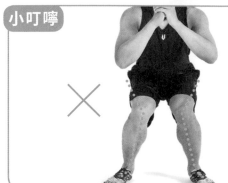

動作過程膝蓋對準腳尖，
膝蓋不內夾。

四 核心

・登山者

1. 雙手撐地，從頭到腳踝呈一直線，像伏地挺身準備動作一樣。

2. 核心肌群繃緊，一腳抬離地面，膝蓋朝胸部靠近。

3. 回到起始姿勢再換腳進行，交互執行 30 秒，操作 4 組。

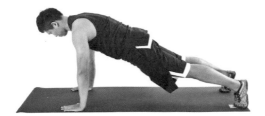 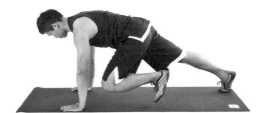

※ 簡易版本：撐不起來可以用雙腳屈膝的方式進行。

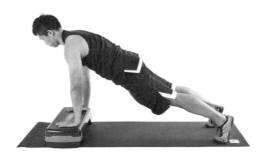 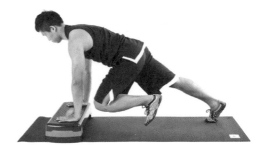

※ 小叮嚀：動作過程中下背姿勢保持不變。

種類	動作	次數 / 時間	組數
上肢水平推	槓鈴臥推	12	4
上肢垂直拉	彈力帶雙跪下拉	12	4
下肢推	高腳杯深蹲	12	4
核心	登山者	30 秒	4

Sport Menu-4

改變方式來增進不同刺激，可以與 menu3 交替進行，每週 2 次，執行 2 週，組間休息 2 分鐘。

一 上肢垂直推

· **槓鈴肩推**

1. 正手握住槓鈴，略比肩寬，將槓鈴舉在肩膀同高的位置。

2. 雙腳與肩同寬，膝蓋微彎，核心繃緊保持穩定。

3. 手伸直將槓鈴高舉過頭，槓鈴行進軌跡進可能維持一個平面，再放下回到起始姿勢。

4. 動作過程身體保持直立，操作 4 組 12 下。

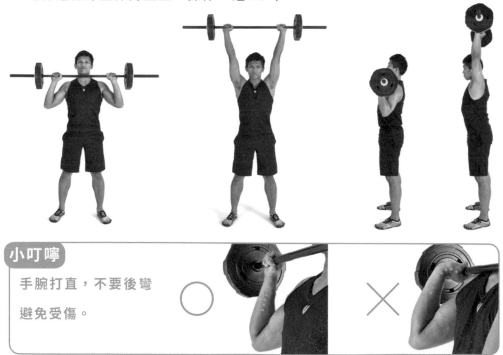

小叮嚀

手腕打直，不要後彎避免受傷。

※ 小叮嚀：初期可能無法做很重，請挑選合適的重量，空槓也是可以操作的。

※ 鍛練功效：強化高舉過頭的能力，其實平常我們鮮少將東西搬運過頭，所以隨著年紀增長，功能逐漸退化，肩部推舉是一個不錯的動作。

二 上肢水平拉

・ 反手肢體划船

1. 反手抓握跨欄，與肩同寬。

2. 肩胛骨往後收緊，將胸部拉近跨欄。

3. 動作過程身體從頭到腳呈一直線。

4. 再慢慢回到起始姿勢，反覆進行 12 下，4 組。

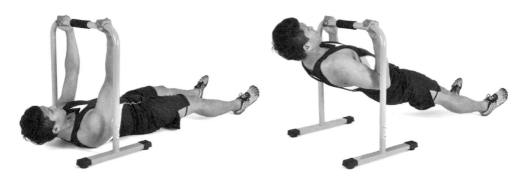

※ 簡易版本：將膝蓋彎曲，能減少體重的負擔。

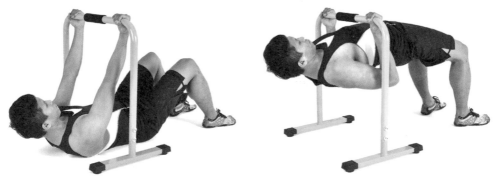

小叮嚀

手腕打直，若無法伸直，表示手臂及背部的肌群沒力。

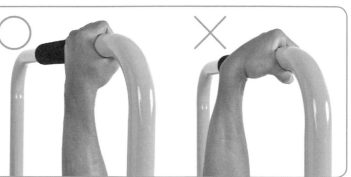

※ 鍛鍊功效：這動作的好處不光是鍛鍊背部，同時也能刺激核心肌群。

三 下肢拉

· **壺鈴硬舉**

1. 雙腳與肩同寬，雙手握住壺鈴，臀部向後，身體前傾，壺鈴落在中間。

2. 肩胛向後收緊，上半身呈一直線，下背不得彎曲。

3. 臀部繃緊將髖向前推，壺鈴拉近身體，維持同樣動作模式將壺鈴放回地上。

4. 重複操作 4 組，每組 12 下，動作過程身體保持挺直。

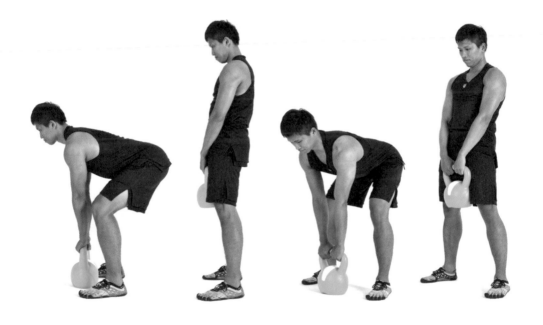

※ 小叮嚀：膝蓋微彎保持彈性，身體前傾的程度取決於髖部的活動度。

四 核心

· **單腳側棒式**

1. 繃緊核心，臀部用力並抬起。

2. 頭、肩膀到腳踝應呈一直線。

3. 上腳盡可能抬高，核心持續繃緊。

4. 維持動作 30 秒再換邊，重覆 4 組。

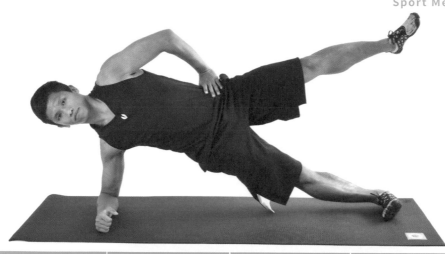

種類	動作	次數 / 時間	組數
上肢垂直推	槓鈴肩推	12	4
上肢水平拉	反手肢體划船	12	4
下肢拉	壺鈴硬舉	12	4
核心	單腳側平板	30 秒	4

趣運動的 辦公室運動日記

[挑戰永遠在認輸之前]

 教練，有什麼特別好玩的動作？

是要多特別的？

 就是在健身房沒出現過的！

肢體毛巾划船可以試看看

 哇！要怎麼做啊教練？

（解說中）..... 來換你

 阿...教練這個我起不來啊！
太難了，還是我太重阿！

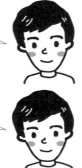

35

自己做！PNF
拉伸本體感覺神經肌肉促進術

有效促進肌肉伸展放鬆！

認識 PNF

PNF 是本體感覺神經肌肉促進術 (Proprioceptive Neuromuscular Facilitation) 的英文縮寫，是通過刺激人體的本體感受器官，來激活和募集最大數量的運動肌纖維參與活動，促進癱瘓肌肉收縮，同時通過調整感覺神經的興奮性，以改變肌肉的張力，促使肌肉獲得更進一步的伸展及拉長，並增加關節活動範圍及柔軟度。

本體感覺神經肌肉促進術 (PNF) 是將要伸展的肌肉部位先稍微用力 (20~75%) 做等長收縮 3~6 秒，再輔助伸展 10~30 秒，累計 60 秒，目的是為了激活肌腱裡的高基式肌腱器 (Golgi tendon organ)，使要伸展的肌肉更放鬆。最大的好處是 PNF 對提高柔軟度的效果明顯，而且操作得宜不容易受傷。另外，我們受傷後常會因為固定、包紮而降低神經與肌肉的控制，而 PNF 可用來刺激本體感覺，達到增進神經與肌肉的連結，恢復動作協調能力。

使用在伸展運動的 PNF，大部分操作方式是藉由輔助者的協助，給予適當的阻力，利用肌肉的主動與被動伸展，來誘發神經與肌肉間的控制，使肌肉達到更進一步的伸展，進而達到較佳的柔軟度。不過由於需要其他人的協助，操作這項技術比較容易受侷限，而且跟傳統的伸展相比，需要較高的技巧難度，萬一施力不當可能容易造成肌肉及韌帶的損傷，並不是人人都能掌握的。

所以以下介紹一些能自行能操作的 PNF，自己操作的好處是強度能掌控，操作方式如同前面所說的，參考看看吧。

※ 實線為肌肉用力方向，虛線為伸展的部位與方向。

臀部

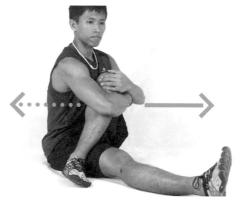

胸部

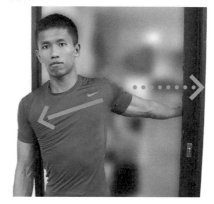

大腿後側

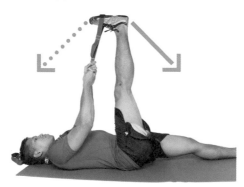

大腿前側

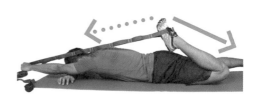

大腿後側

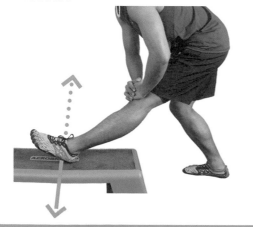

小腿

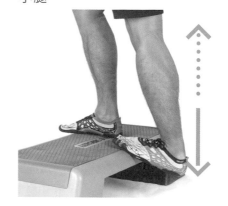

Sport Menu-5

改變動作並增加訓練量，以提升強度，每週 2~3 次，執行 2 週，組間休息 2
分鐘。

一 上肢水平推

· **啞鈴臥推**

1. 躺在椅上，握住一對啞鈴，舉在胸部上方。

2. 啞鈴下放，肩胛骨保持緊繃，上臂與身體呈 45 度。

3. 啞鈴軌跡保持在垂直胸口的平面。

4. 手臂打直而不鎖死，將啞鈴推至最高點，操作 5 組 12 下。

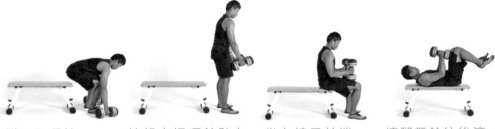

蹲下取啞鈴。　　　站起來把啞鈴貼在　　坐在椅子前端。　　連腿帶鈴往後滾。
　　　　　　　　　大腿。

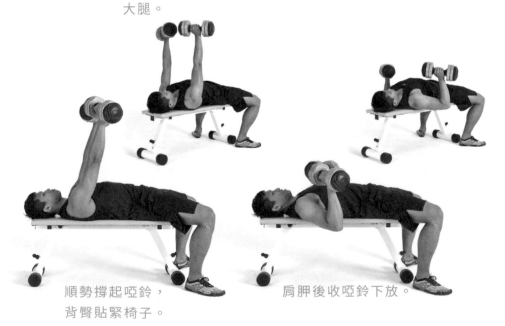

順勢撐起啞鈴，　　　　　　　　肩胛後收啞鈴下放。
背臀貼緊椅子。

※ 小秘訣：操作時後手臂可以稍微內轉，幫助肩胛骨收縮且舉得更重，並降低肩關節受傷的機會。

簡易版本：可以躺在地面進行較為安全。

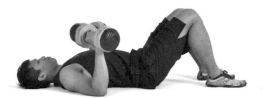
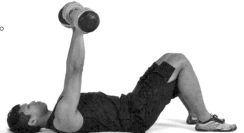

二 上肢垂直拉

・ 彈力帶跪姿下拉

1. 單腳跪於軟墊上，呈高跪姿，肩膀到後腳膝蓋呈一直線。

2. 雙手握住把手，肩胛緊縮將把手拉至胸鎖骨處。

3. 過程中身體保持挺直不後仰，完成次數可以換腳。

4. 反覆執行 12 下 5 組。

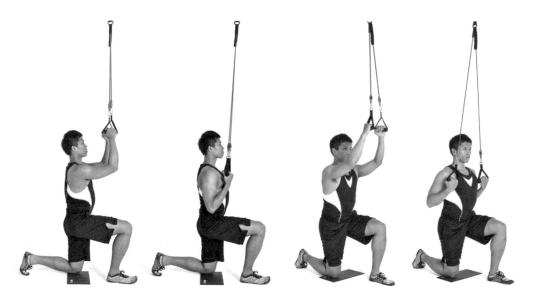

※ 鍛練功效：由於不是坐著操作，所以能刺激核心與臀部的參與，而高跪姿會考驗不穩定性使核心及臀部參與更多。

三 下肢推

· 槓鈴深蹲

1. 挑選合適的重量，握住槓鈴，肩胛骨後縮，背於上背部，上半身挺直。

2. 保持核心緊繃，下背不前凹。

3. 臀部向後下蹲，蹲至大腿與地面平行即可。

4. 臀部收縮前推站起，過程身體保持直線，執行 12 下 5 組。

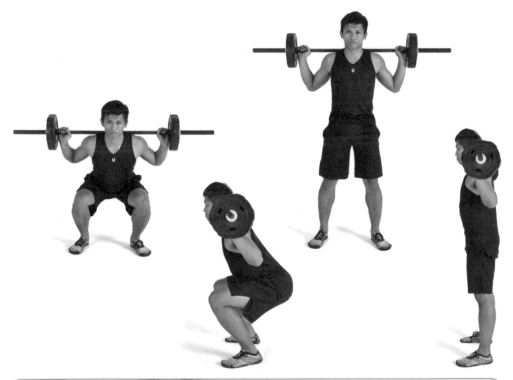

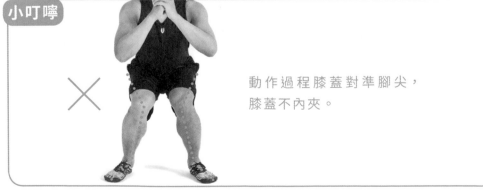

小叮嚀

動作過程膝蓋對準腳尖，
膝蓋不內夾。

四 核心

・延伸前平板

1. 一開始雙手與肩同寬撐地，類似伏地挺身的姿勢，手在肩膀前方。

2. 收下巴，讓身體從頭到腳呈一直線。

3. 臀部繃緊，腹部核心用力，保持呼吸。

4. 起始可以鍛鍊迅速繃緊啟動，然後維持姿勢 30 秒，執行 5 組。

※ 鍛鍊功效：強化抗伸展。

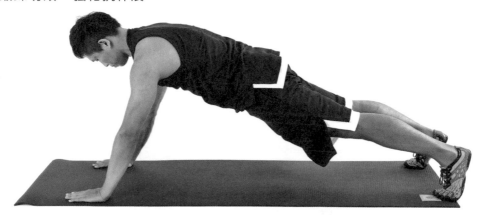

※ 進階版本：雙手越往肩膀前方，動作越困難。

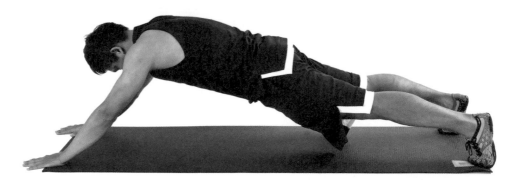

種類	動作	次數／時間	組數
上肢水平推	啞鈴臥推	12	5
上肢垂直拉	彈力帶跪姿下拉	12	5
下肢推	槓鈴深蹲	12	5
核心	延伸前平板	30 秒	5

Sport Menu-6

改變動作並增加訓練量，以提升強度，可以與 menu5 交替進行，每週 2~3 次，執行 2 週，組間休息 2 分鐘。

一 上肢垂直推

· **啞鈴肩推**

1. 手臂彎曲，手持啞鈴於肩膀，雙腳與肩同寬站立，膝蓋微彎。

2. 將啞鈴上推過頭，直到手臂打直，啞鈴軌跡維持直上直下，每組 12 下，共 5 組。

3. 動作過程身體挺直，勿過度挺腰。

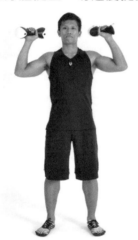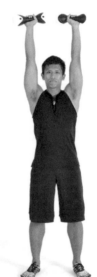

※ 小叮嚀：挑選能操作 12 下並維持正確姿勢的合適重量，若過重容易造成下背的負擔。

二 上肢水平拉

· **懸吊划船**

1. 調整懸吊繩到適合的高度，雙手與肩同寬。

2. 肩胛骨往後收緊，盡可能將身體往上拉。

3. 動作過程身體從頭到腳呈一直線。

4. 再慢慢回到起始姿勢，反覆進行 12 下，5 組。

※ 簡易版本：可以將膝蓋彎曲，或縮短懸吊繩，能減少體重的負擔。

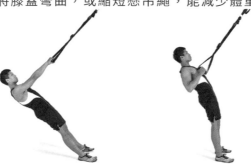

※ 進階版本：拉長懸吊繩，身體越接近水平，操作越困難，或是將雙腳放在抗力球上增加不穩定性。

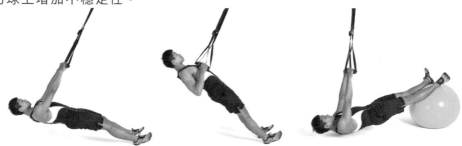

※ 鍛鍊功效：由於懸吊繩非固定，為維持肩膀穩定，肩旋轉肌群參與更多。

三 下肢拉

・ 槓鈴直膝硬舉

1. 雙手略比肩寬，膝蓋微彎不鎖死，後縮肩胛骨挺胸，握住槓鈴。

2. 膝蓋角度不變，臀部向後推，身體前傾至幾乎與地面平行。

3. 整個動作過程，核心繃緊，後背打直不彎曲，槓鈴靠近身體。

4. 最後將身體抬起回到一開始的姿勢，進行 12 下，5 組。

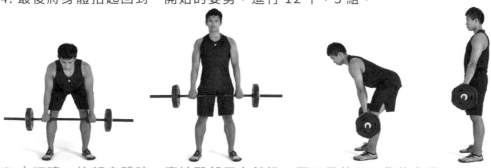

※ 小叮嚀：抬起身體時，應該臀部用力前推，而不是使用下背的力量。

四 核心

· 側棒式下伸

1. 一開始呈側棒式的姿勢，非撐地的手（右手）高舉。

2. 右手向下穿過身體下方空隙，過程中核心肌群保持用力。

3. 每邊操作 12 下為一組，共 5 組。

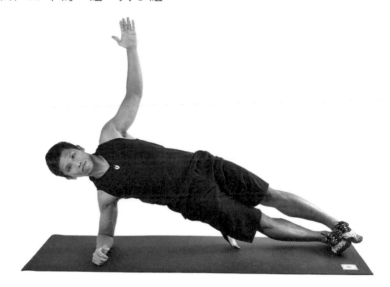

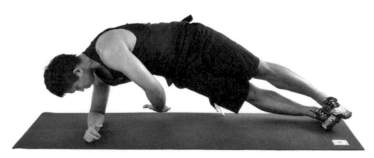

※ 小叮嚀：下伸過程核心肌群保持用力，不要靠腰椎去扭轉。

種類	動作	次數／時間	組數
上肢垂直推	啞鈴肩推	12	5
上肢水平拉	懸吊划船	12	5
下肢拉	槓鈴直膝硬舉	12	5
核心	側棒式下伸	12	5

更多文章線上看

YTWL 四字運動
改善肩膀肌力與穩定度

害怕五十肩找上門嗎？預防勝於事後治療！

厚實的肩膀讓人看起來有穩定安全的感覺，不過其實肩膀是個不怎麼穩定的關節！如果肩膀受傷，上半身許多的動作將無法施展，所以平日就要好好鍛練我們的肩膀，提升它的穩定性。

害怕五十肩找上門嗎？預防勝於事後治療難受，預防五十肩傷害，就是注意工作長期的姿勢，以及要多伸展運動，YTWL 伸展運動，讓五十肩不要來，五十肩已經不是老人的老化了，已經有些年輕人出現了青年五十肩，所以趁著年輕改善看 3C 的姿勢和時間，多做運動多伸展，重視暖身和肩膀的伸展，可以避免「青年五十肩」喲！簡單保養趕快看下去！

肩關節是一個非常複雜的關節，它由鎖骨、肱骨和肩胛骨構成，其中有許多韌帶、肌肉、軟骨等通過，聽起來肩膀似乎是個很強壯的部位，其實不然！肩膀為了具備三度空間的活動度，並沒有想像中這麼穩定，常常一個用力過猛、動作失當就容易造成受傷，一受傷通常很難完全復原，還反而容易因為受傷缺乏活動而使原本靈活的肩膀更加受限。

肩膀的穩定性是由周邊的肌肉來影響的，肌力不平衡很可能就直接影響到穩定性或是姿勢動作。如果原本就姿勢不良，譬如駝背、肩部前移，又過度強化前側的肩部肌肉，肌肉失衡的情況只會越來越嚴重，這是一般人最常發生

的狀況，此時反而需要鍛鍊肩部後側的肌肉了。就是因為肩胛穩定非常重要，無論是對職業選手還是普通人來說，肩部的穩定都是你上肢力量的基石。而所謂「YTWL」運動，就是針對肩胛穩定性的經典方法。

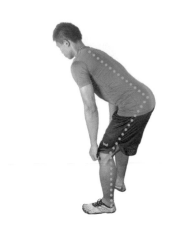

「肩胛骨」先動，再動手臂

站姿起始動作：膝蓋微彎，臀部向後，身體前傾，肩胛用力，縮下巴，背部打直，頭至臀部呈一直線。

以下就示範給大家：

一、Y 字形

手臂前舉，拇指朝上，肩胛保持用力，與身體呈 Y 字形，高度盡可能舉至與耳朵齊高或略高。

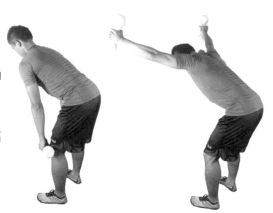

二、T 字形

手臂平舉，拇指朝上，肩胛保持用力，與身體呈 T 字形，高度盡可能超過身體。

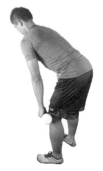
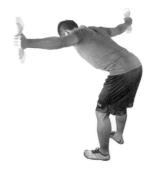

三、W 字形

手肘彎曲、張肘平舉至身體的高度，將前臂前轉到身體平行，肩胛向下後縮，使手臂與身體呈 W 字形。

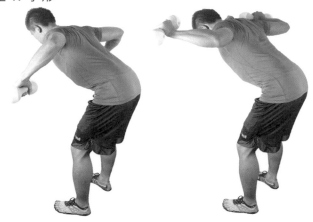

四、L 字形

手肘彎曲、張肘平舉至身體的高度，拇指朝上，手臂與身體呈 L 字形，肩胛保持後縮。

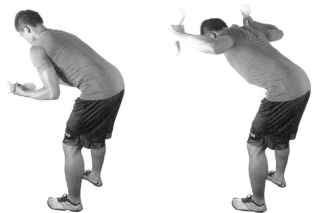

※ 建議操作 12 下為一組，共 3 組，動作過程緩慢，舉起可以停留 3~5 秒，也可以在抗力球或躺椅上進行。

使用道具：啞鈴、抗力球

不要小看這些動作，表面上看起來沒有什麼差別，實際上鍛鍊到很多細微的肌肉，當肩胛的穩定性有了，上半身的動作才會比較順暢。

進階

延續六大基本動作，適時融入單邊的元素以考驗核心，不僅提高難度也加強雕塑的效果。首先，下肢的單邊訓練動作上稍微注意一些，想強化下肢肌力可以試著從以下的菜單先開始。

Sport Menu-7　炸大腿燃脂餐 A 　強化單邊下肢菜單

若想加強單腳的力量，以下提供幾個比較好入門的動作，也增加一點豐富性，每週 2~3 次，可進行 2 週，組間休息 2 分鐘。

一 單腳蹲 -1

1. 雙手持啞鈴，單腳（支撐腳）站立。

2. 單腳屈膝臀部向後往椅子上坐，同時將雙手舉向支撐腳的方向。

3. 臀部輕輕點到坐椅即可站起，此為一下，每邊執行 3 組 6 下。

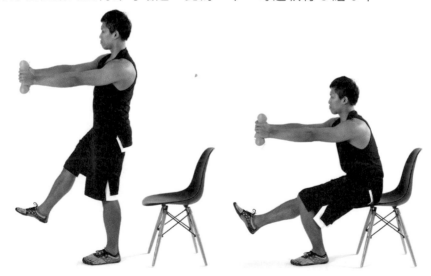

※ 鍛鍊功效：利用啞鈴擺向支撐腳提升穩定性，強化單腳蹲的能力。

※ 小叮嚀：啞鈴挑選較輕的重量，目的只是平衡；動作過程身體挺直，膝蓋對齊腳趾，不內夾。

二 單腳硬舉 -1

1. 單腳站立,手持重物。

2. 膝蓋微彎,身體前傾下沉,雙手朝向站立腳延伸。

3. 臀部用力,軀幹回到原來位置,每邊執行 3 組 6 下再換邊。

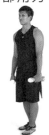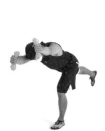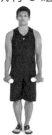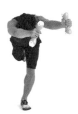

※ 鍛鍊功效:利用重物擺向站立腳提升穩定性,強化髖部的能力。

※ 小叮嚀:動作過程身體打直,膝蓋微彎,確保使用臀部發力。

三 滑冰者蹲 -1

1. 單腳(支撐腳)站立,雙手持啞鈴。

2. 身體前傾下沉,膝蓋彎曲蹲下,雙手朝向支撐腳延伸。

3. 蹲至大腿與地面平行或後腳膝蓋點地,臀部大腿發力站起,此為一下,每邊執行 3 組 6 下再換邊。

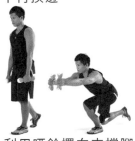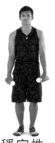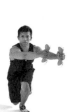

※ 鍛鍊功效:利用啞鈴擺向支撐腳提升穩定性,強化單腳蹲的能力。

※ 小叮嚀:如果蹲不下去,可以在自己盡可能的範圍動作。

動作	次數 / 時間	組數
單腳蹲 -1	一邊 6 次	3
單腳硬舉 -1	一邊 6 次	3
滑冰者蹲 -1	一邊 6 次	3
※ 次數可以隨著動作熟悉往上增加。		

Sport Menu-8　炸大腿燃脂餐 B　　強化單邊下肢菜單

為 Menu7 稍微進階一點的版本，如果動作掌握要領還可以再增加負重，每週
2~3 次，可進行 2 週，組間休息 2 分鐘。

一 單腳蹲 -2

1. 一手持啞鈴，單腳（支撐腳）站立，站立邊手持壺鈴。

2. 單腳屈膝臀部向後往椅子上坐，啞鈴往支撐腳方向延伸。

3. 臀部輕輕點到坐椅即可站起，此為一下，每邊執行 3 組 6 下。

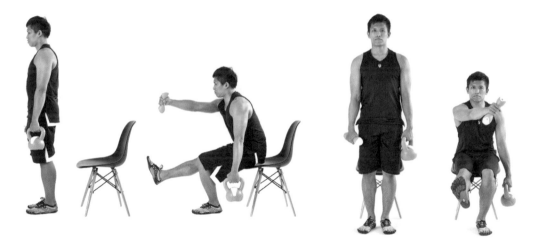

※ 鍛鍊功效：壺鈴增加單腳負荷，啞鈴維持平衡降低單腳的難度。

※ 小叮嚀：啞鈴挑選較輕的重量，目的只是平衡；動作過程身體挺直，膝蓋
對齊腳趾，不內夾。

二 單腳硬舉 -2

1. 單腳站立，站立邊手持壺鈴垂放，另一手拿啞鈴。

2. 膝蓋微彎，身體前傾下沉，啞鈴朝站立腳方向延伸。

3. 臀部用力，軀幹回到原來位置，每邊執行 3 組 6 下再換邊。

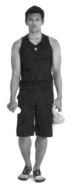 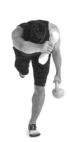 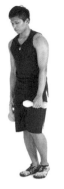 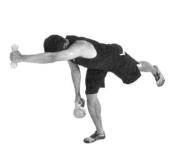

※ 鍛鍊功效：壺鈴在站立邊增加負荷，啞鈴降低平衡難度，但整體更需要髖部的肌力。

※ **小叮嚀：動作過程身體打直，膝蓋微彎，確保使用臀部發力。**

三 滑冰者蹲 -2

1. 一手持啞鈴，單腳（支撐腳）站立，站立邊手持壺鈴。

2. 身體前傾下沉，膝蓋彎曲蹲下，啞鈴朝向支撐腳方向延伸。

3. 蹲至大腿與地面平行或後腳膝蓋點地，臀部大腿發力站起，此為一下，每邊執行 3 組 6 下再換邊。

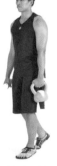 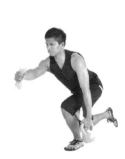

※ 鍛鍊功效：壺鈴增加單腳的負荷，需要更多單腳的肌力。

※ **小叮嚀：如果蹲不下去，可以在自己盡可能的範圍動作。**

動作	次數 / 時間	組數
單腳蹲 -2	一邊 6 次	3
單腳硬舉 -2	一邊 6 次	3
滑冰者蹲 -2	一邊 6 次	3
※ 次數可以隨著動作熟悉往上增加。		

更多文章線上看

運動痠痛
是乳酸造成的嗎？其實不然 ...

此「痠」非彼「酸」，看看肌肉痠痛跟乳酸的成因為何吧。

大家可能都有共同的經歷：運動後隔天感覺全身緊繃、肌肉僵硬，不時伴隨一點痠痛，常常聽到一些人會說：「全身好"酸"，一定是乳酸堆積害的。」然而"酸"痛"酸"痛這樣說著，人們似乎都以為乳酸就是造成肌肉痠痛的元凶，但真的是這樣嗎？

大家一定常聽到一個說法，就是把運動過後的肌肉痠痛，歸咎於乳酸堆積的緣故。再把乳酸堆積怪罪於收操不完全所導致，然後有些人做伸展或有氧運動能夠舒緩這痛覺誤以為這些對於排除乳酸有絕對關係。其實不然，經過科學研究指出，乳酸不但不是肌肉痠痛的罪魁禍首，反而是在你運動強度逐漸增大的時候，適時給予的能量來源。

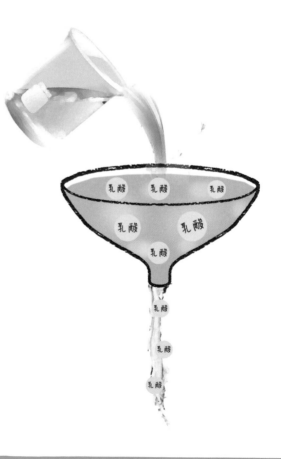

我們運動時通常是以醣類為主要能量來源，而人體能量系統主要以有氧與無氧來區分，當運動強度低的時候，就是使用有氧系統，反之當我們強度漸增，能量系統會趨向於無氧，此時血液中乳酸濃度就會開始升高，當排除乳酸的速率趕不上產生的速率，就會開始在體內堆積，想像一個不斷裝水（乳酸）的漏斗，當裝水量等於流出的量，乳酸順利的排除，但當運動量變大，裝水量變多，趕不上漏斗排除的速率，乳酸就爆表了。專業術語上我們稱之為「乳酸閾值」，這時呼吸變快、心跳加速，身體會感覺疲累，更白話可以形容是一種撞牆期。

然而，肌肉痠痛又是什麼原因造成呢？簡單的來說，肌肉痠痛就是肌肉有些微的損傷，區分為急性與慢性，急性就是運動過後馬上產生疼痛，除了一些廢物堆積所引起的痠痛，通常是運動傷害，譬如拉傷、撞傷；慢性最常聽到的就是延遲性肌肉痠痛（Delayed Onset Muscle Soreness, DOMS）通常是肌力訓練過後 24~72 小時會發生，當人體較少使用或訓練的肌肉群，突然急劇增加運動量與大量強度的運動，會造成輕微肌肉纖維的損傷，這就是引起 DOMS 的主要原因。看到這裡，就知道肌肉痠痛跟乳酸沒有太多關聯吧！

再來提到收操對於兩者的影響，運動過後進行一些伸展及低強度的運動，是會稍微減緩痠痛感，也會稍稍加快乳酸的排除效率，這也難怪人們常把肌肉痠痛與乳酸堆積畫上等號，不過這裡必須澄清就算什麼都不做，乳酸在運動後一兩個小時就會回到正常狀態，所以別再把隔日的痠痛怪罪於乳酸囉！

Sport Menu-9　四肢急煉營套餐 A　　融入單邊動作菜單

可以全部以單邊訓練為主軸，或是在其中幾項動作做變化，每週 2~3 次，可進行 2 週，組間休息 2 分鐘。

一 上肢水平推

· **單手啞鈴臥推**

1. 單手握住啞鈴，躺在躺椅上，另一手放於胸口。

2. 保持肩胛骨後縮，核心繃緊。

3. 單手完成次數再換手進行，12 下 4 組。

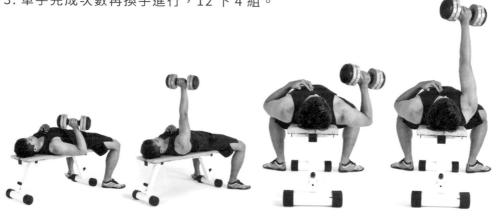

※ 鍛鍊功效：訓練單手推的能力，同時考驗核心抗旋轉的能力。

二 上肢垂直拉

· **懸吊引體向上**

1. 將懸吊裝置調整至適合高度，身體挺直垂直地面，雙手抓緊握把。

2. 肩胛後縮，可以用雙腳輔助將身體拉向握把。

3. 操作 4 組 12 下。

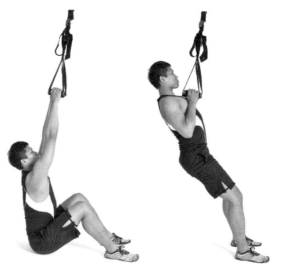

※ 進階版本：以單腳執行，
減少支撐。

※ 鍛鍊功效：適合當作無法
操作引體向上的初階動作。

※ **小秘訣：可以透過手臂扭
轉刺激更多肩胛週邊肌肉的
收縮。**

三 下肢推

· **滑盤分腿蹲**

1. 單腳踩於滑盤上，向後滑
身體重心放低至另一腳膝蓋
彎曲至 90 度。

2. 前腳用力站起身回到原本
位置。

3. 單腳完成反覆次數再換
腳，12 下 4 組。

※ 簡易版本：若使用滑盤站
不穩，可以先從徒手分腿蹲
練習。

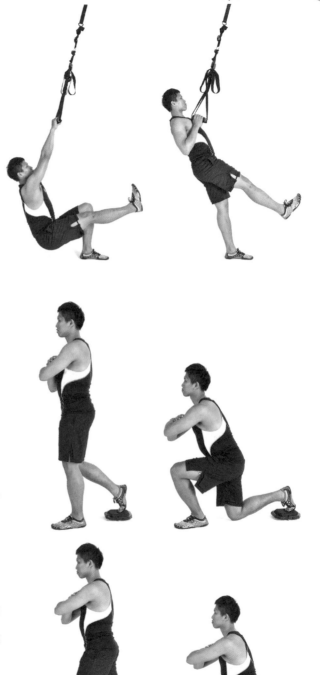

※ 進階版本：可以在雙手手
持負重，增加負荷。

※ 小叮嚀：過程中身體挺直，
核心繃緊，蹲下重心應放在
臀部而不是膝蓋。

四 核心

・ 球上棒式

1. 手肘彎曲放於抗力球上，
身體到腳呈一直線。

2. 臀部用力，核心繃緊。

3. 維持姿勢 30 秒，操作 4
組。

※ 進階版本：可以將雙腳利
用踏板墊高或手可以進行前
推或繞環的動作，增加不穩
定性。

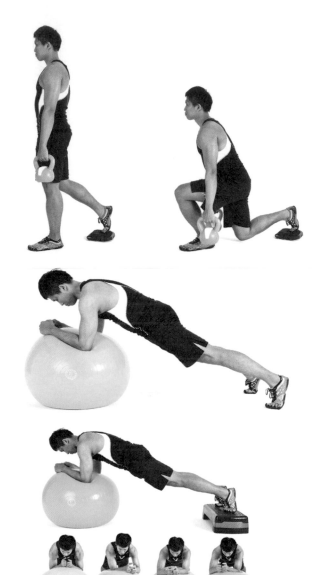

※ 鍛鍊功效：球的不穩定性能刺激核心肌群參與更多，也可以用博蘇球替代。

種類	動作	次數 / 時間	組數
上肢水平推	單手啞鈴臥推	12	4
上肢垂直拉	懸吊引體向上	12	4
下肢推	滑盤分腿蹲	12	4
核心	球上棒式	30 秒	4

趣運動的 辦公室運動日記

〔想減肥？先管好你的嘴！〕

教練！

什麼事？

我能吃雞排嗎？

不行。

那我能吃滷味嗎？

當然不行。

那我能吃什麼？

盡可能少油少鹽少甜不要吃辣。

這 ... 太 ... 清淡了啦~(哭哭)

要維持健康的身體及體態，
當然要飲食控制阿！
有沒有聽過「三分練七分吃」？
訓練重要，
健康的飲食更重要，加油！

Sport Menu-10　四肢急煉營套餐 B　融入單邊動作菜單

可以全部以單邊訓練為主軸，或是在其中幾項動作做變化，也可以與 Menu9 搭配，每週 2~3 次，可進行 2 週，組間休息 2 分鐘。

一 上肢垂直推

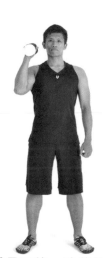
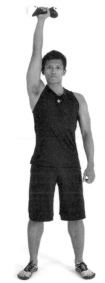

· **單手肩推**

1. 雙腳與肩同寬，立姿將一支啞鈴手肘彎曲握於肩旁。

2. 將啞鈴沿著耳朵上舉過頭不用靠攏，過程中核心繃緊。

3. 一手完成反覆次數再換手，每邊 12 下，共 4 組。

※ 鍛鍊功效：這動作會使身體重量不均，迫使核心肌群用力以維持身體平衡。

※ 小叮嚀：挑選合適的重量，太重容易造成凹腰，身體無法保持挺直。

二 上肢水平拉

· **槓鈴划船**

1. 正手握住槓鈴，雙手比肩稍寬。

2. 身體前傾，膝蓋微彎。

3. 肩胛後縮、手肘彎曲，將槓鈴提到腹部，如此重複 12 下，操作 4 組。

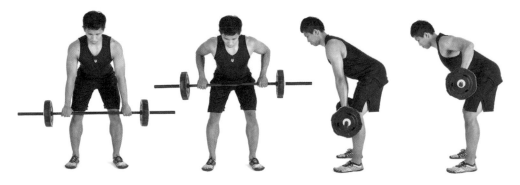

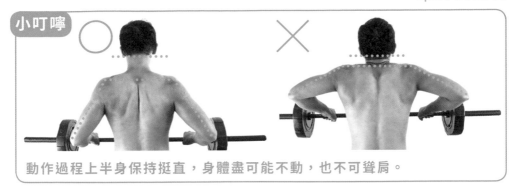

小叮嚀

動作過程上半身保持挺直，身體盡可能不動，也不可聳肩。

三 下肢拉

· **啞鈴直膝硬舉**

1. 正手握住兩個啞鈴，自然垂於大腿前方。

2. 膝蓋微彎不鎖死，身體向前傾到幾乎與地面平行。

3. 整個動作上半身挺直，臀部用力回到起始位置。

4. 操作 4 組 12 下。

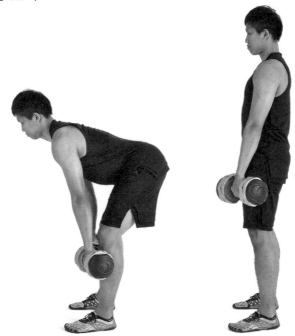

※ 鍛鍊功效：訓練由臀部發力而不是下背。

※ 小叮嚀：肩胛後縮有助於啞鈴靠近身體，減少下背負擔。

四 核心

· T 字穩定

1. 一開始呈伏地挺身姿勢,核心繃緊。

2. 手臂打直,重心移至一手,身體向上旋轉,直到身體面向側邊。

3. 回到起始位置再換另一邊,如此反覆為一次,重複動作 20 下,4 組。

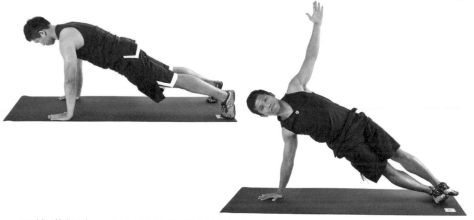

※ 進階版本:可以手持重量以增加負荷。

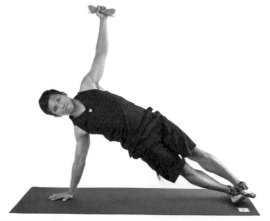

※ 小叮嚀:動作過程核心繃緊且從頭到腳要呈一直線,才會有效果。

種類	動作	次數 / 時間	組數
上肢垂直推	單手肩推	12	4
上肢水平拉	槓鈴划船	12	4
下肢拉	啞鈴直膝硬舉	12	4
核心	T 字穩定	20	4

趣運動的 **辦公室運動日記** 〔瞬效的前凸後翹法〕

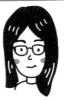

教練，我下禮拜要去海邊玩，要穿比基尼！

好阿！那這禮拜要好好運動喔！

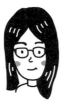

怎樣可以變瘦，又讓胸部變大？
可是我不要太累，不想流太多汗水。

......出去右轉醫美中心謝謝（無言

趣運動的 **辦公室運動日記** 〔別先急著否定自己！〕

今天來做伏地挺身！

蛤～～那個我起不來啊！

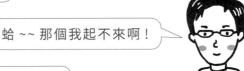

用跪姿，做 10 下，慢慢來。

唉呦 ...（抖）教練還有幾下啊？快不行了！

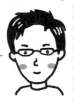

還有 4 下，加油！

（第八下）再來～還有 4 下！

運動要專注！
聆聽身體，親身體會運動強度

運動強度應該要多少？讓身體自己告訴你答案。

根據美國運動醫學學會 (ACSM) 的建議，一個健康的成年人的運動包含，中等強度心血管耐力運動，至少一週 5 天；或較大強度的有氧運動至少一週 3 天。

強度？該如何界定呢？

ACSM 指出，健康成人的運動處方為一週 3~5 天，強度 55~90% 最大心跳率或 40~85% 儲備攝氧量 / 儲備心跳率，時間由運動強度而定，建議執行 20~60 分鐘或片段 10 分鐘累計 30 分鐘以上，強度越強運動時間理所當然會縮短。

所以「攝氧量」及「心跳率」是一般界定運動強度的指標，然而攝氧量，意即單位時間消耗的氧氣量，需要一些實驗室儀器去檢測，一般大眾無法實際拿來應用，這裡暫時就不探討它。心跳率，目前市面上有許多器材可以測量，無論心跳錶或是許多可以與 3C 產品連結的東西都是不錯的選擇，而土法煉鋼量脈搏的方式也是可行，但測量頸動脈可能會刺激迷走神經抑制心跳，所以通常建議測量橈動脈的脈搏比較準確。

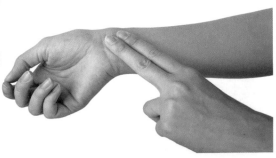

如果沒有任何儀器設備，運動前要你計算自己的心跳率，然後運動完氣喘吁吁還要測量自己脈搏，光想到這裡運動興致大概就減半了吧。如果不想這麼麻煩，一般民眾可以利用「說話測試」來判斷運動強度，簡單的區分：

‧低強度運動：運動中能夠講完整的句子，甚至唱歌。

‧中強度運動：運動中講話斷句不流暢，無法唱歌，也是一般人運動建議使用的強度。

‧高強度運動：運動中，說話只能單字甚至無法說話，感覺非常吃力，表示正在進行高強度運動，也無法太持久。

※ 小叮嚀：從事任何運動強度，如有身體不適，請立即停止當下的運動並適當休息哦！

當然運動還是要「持之以恆」，只要選擇適合的強度，堅持下去，一定會看到效果！另外，以跑步為例，用固定強度跑一段時間、一段日子，或許可能會覺得很無聊，以下提供幾個循序漸進的變化給大家參考：

1. 如果是跑步新手，可以試著跑 2、30 分鐘，一週進行 3 次；體力較差者，可以 10 分鐘為單位，累積 30 分鐘。

2. 當你覺得執行相同的菜單，感覺沒這麼累、這麼喘就表示可以進階了，可以試著增加時間 (>30 分鐘）或一週的頻率 (>3 次)。

3. 或是採用間歇的方式，30 分鐘內，前 5 或 10 分鐘用稍快的方式跑步，然後再慢跑同樣時間，交替進行，如果身體慢慢進步，可以將「快」的比重逐量增加。

如果您運動單純為了健康，項目不侷限在跑步，您就可以將幾種運動交叉進行，例如，單車、游泳、跑步…等。

以上改變運動方式的目的，是為了破壞身體的適應，使身體不斷再進步，別忘了運動是需要持之以恆，沒有什麼短期瘦身的迷思，當然過程中需要不斷注意是否過度疲勞。其實「運動」就是跟自己的身體對話，但如果可以建議有個教練協助，能讓您運動起來更安全且事半功倍喔！

Sport Menu-11　　動塑下半身曲線套餐　融入單邊動作菜單

可以全部以單邊訓練為主軸，或是在其中幾項動作做變化，每週 2~3 次，可進行 2 週，組間休息 2 分鐘。

一 上肢水平推

・ 啞鈴直握臥推

1. 躺在椅上，掌心相對握住一對啞鈴，舉在胸部上方。

2. 啞鈴下放，肩胛骨保持緊繃，上臂盡可能靠近身體。

3. 啞鈴軌跡保持在垂直胸口的平面。

4. 手臂打直而不鎖死，將啞鈴推至最高點，操作 5 組 12 下。

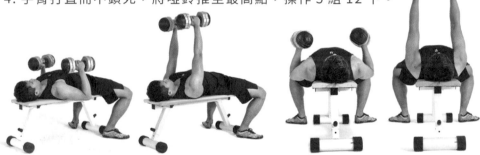

※ 鍛鍊功效：強化胸肌並加強上肢推的能力。

二 上肢垂直拉

・ 雙跪彈力帶單手下拉

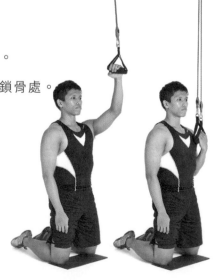

1. 雙腳跪於軟墊上，肩膀到膝蓋呈一直線。

2. 單手握住把手，肩胛緊縮將把手拉至胸鎖骨處。

3. 過程中核心緊繃身體保持挺直不後仰。

4. 反覆執行 12 下 5 組。

※ 小秘訣：動作過程可以帶點旋轉，

刺激肩胛的肌肉收縮。

※ 鍛鍊功效：由於不是坐著操作，

所以核心與臀部會參與的更多。

三 下肢推

・壺鈴弓箭步

1. 挑選合適的重量，雙手各持一個壺鈴，垂於身體兩側。

2. 身體挺直，核心繃緊，雙腳與髖同寬。

3. 一腳前踏，身體下沉至膝蓋彎曲呈 90 度，然後站起。

4. 一腳完成反覆次數後再換腳，一腳 12 下 5 組。

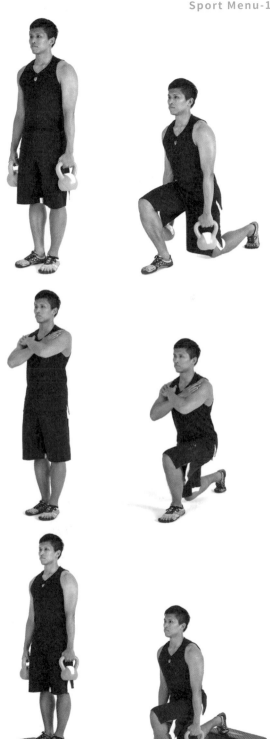

※ 簡易版本：可以先從徒手弓箭步訓練動作。

※ 進階版本：在後面放置踏板墊高，當一腳前跨時，動作範圍變大，負荷增加。

四 核心

· **滑盤屈腿**

1. 一開始伏地挺身姿勢,身體呈一直線。

2. 將雙腳放置在滑盤上,核心肌群保持繃緊。

3. 身體保持不變,雙腳膝蓋往胸口前進,接著雙腿伸直再將滑盤推回。

4. 來回一下,操作 12 下 5 組。

※ 小叮嚀:動作過程下背不得下凹。

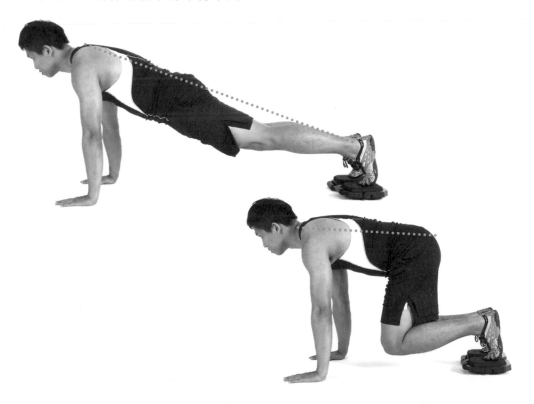

種類	動作	次數 / 時間	組數
上肢水平推	啞鈴直握臥推	12	5
上肢垂直拉	雙跪彈力帶單手下拉	12	5
下肢推	壺鈴弓箭步	12	5
核心	滑盤屈腿	20	5

Sport Menu-12　融入單邊動作菜單

可以全部以單邊訓練為主軸，或是在其中幾項動作做變化，也可以跟 Menu11 搭配，每週 2~3 次，可進行 2 週，組間休息 2 分鐘。

一 上肢垂直推

・ 壺鈴肩推

1. 手臂彎曲，手持壺鈴於肩膀，雙腳與肩同寬站立，膝蓋微彎。

2. 將壺鈴上推過頭，直到手臂打直，移動軌跡維持直上直下。

3. 動作過程身體挺直，勿過度挺腰，5 組 12 下。

※ 小叮嚀：挑選能操作 12 下並維持正確姿勢的合適重量，若過重容易造成下背的負擔。

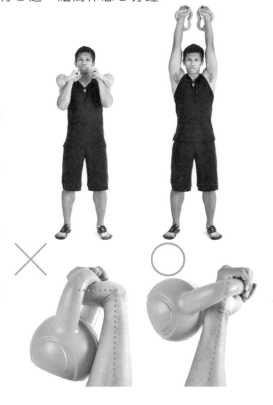

二 上肢水平拉

・ 啞鈴交互划船

1. 雙手握住啞鈴，身體前傾，膝蓋微彎。

2. 肩胛後縮、手肘彎曲，一次一手將啞鈴提到腹部，放下後再提起另一手。

3. 如此左右重複 12 下，操作 5 組。

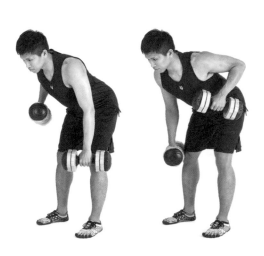

三 下肢拉

· 單腳硬舉 -3

1. 單腳站立，站立邊手持壺鈴垂放。

2. 膝蓋微彎，身體前傾下沉，壺鈴靠近大腿。

3. 臀部用力，軀幹回到原來位置，每邊執行 5 組 6 下再換邊。

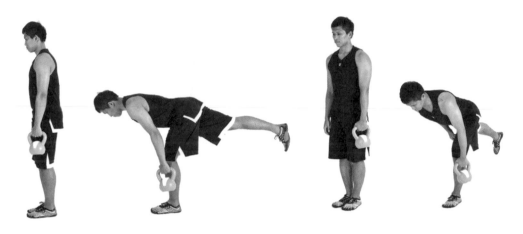

※ 小叮嚀：動作過程身體打直，膝蓋微彎，確保使用臀部發力。

※ 進階版本：雙手各持壺鈴，負荷增加，需要更多身體穩定度。

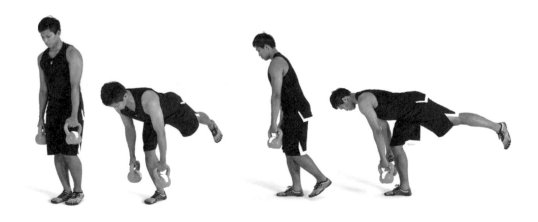

四 核心

· 俄羅斯旋轉

1. 一開始呈伏地挺身姿勢,核心繃緊。

2. 手臂打直,重心移至一手,身體向上旋轉,直到身體面向側邊。

3. 回到起始位置再換另一邊,如此反覆為一次,重複動作20下,4組。

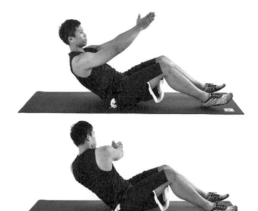

※ 進階版本:可以手持重量以增加負荷或雙腳懸空。

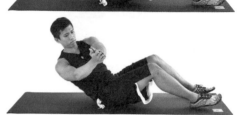

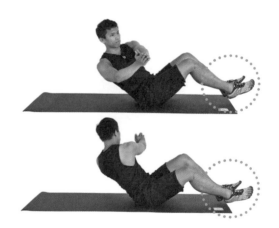

※ 小叮嚀:動作過程下背不得彎曲。

※ 鍛鍊功效:加強旋轉身體的力量,適合棒壘球、高爾夫等旋轉的運動。

種類	動作	次數 / 時間	組數
上肢垂直推	壺鈴肩推	12	5
上肢水平拉	啞鈴交互划船	12	5
下肢拉	單腳硬舉 -3	一邊各 6 次	5
核心	俄羅斯旋轉	20	5

更多文章線上看

運動強度決定＂強＂壯程度
談心跳率評估

健康成人的運動處方為一週 3~5 天，強度 55~90% 最大心跳率。

心跳數據對於運動來說是十分重要的工具，除了能夠定義運動強度，更重要的是能準確評估身體恢復得如何，以及身體對於訓練的適應情況，所以可以透過每天的心跳記錄，了解自己的身體狀況。通常推估強度所需要的數值：「安靜心跳率」(RHR) 和「最大心跳率」(HRmax)，而安靜心跳率的測量是早上剛睡醒的時候，利用手指測量脈搏，計時 10 秒、20 秒、30 秒或 60 秒，最後分別乘以 6、3、2，即可知道一分鐘的安靜心跳率。

女性安靜心跳率 (次/分鐘)					
年齡	18-25	26-35	36-45	46-55	56-65	65+
運動員	54-60	54-59	54-59	54-60	54-59	54-59
優秀	61-65	60-64	60-64	61-65	60-64	60-64
好	66-69	65-68	65-69	66-69	65-68	65-68
標準之上	70-73	69-72	70-73	70-73	69-73	69-72
標準	74-78	73-76	74-78	74-77	74-77	73-76
標準之下	79-84	77-82	79-84	78-83	78-83	77-84
不佳	85+	83+	85+	84+	84+	84+

男性安靜心跳率 (次/分鐘)					
年齡	18-25	26-35	36-45	46-55	56-65	65+
運動員	54-60	54-59	54-59	54-60	54-59	54-59
優秀	61-65	60-64	60-64	61-65	60-64	60-64
好	66-69	65-68	65-69	66-69	65-68	65-68
標準之上	70-73	69-72	70-73	70-73	69-73	69-72
標準	74-78	73-76	74-78	74-77	74-77	73-76
標準之下	79-84	77-82	79-84	78-83	78-83	77-84
不佳	85+	83+	85+	84+	84+	84+

最大心跳率現在誤差較小的公式為 206.9-(0.67x 年齡)，然後將美國運動醫學會 ACSM 提到需求的強度套用公式可以得到運動時需要多少心跳率來達到你的需求。

譬如，40 歲中年人，想用 60% 的強度執行運動
我們可得到最大心跳率 206.9-(0.67x40)=180
所以運動時的目標心跳為 180x60%=108

最大心跳率	206.9-(0.67 X 年齡)
運動強度	目標心跳
最低強度	50-60%
低強度	60-70%
中強度	70-80%
高強度	80-90%
最高強度	90-100%

初學者
↑
↓
運動員

通常「高強度」和「最高強度」是屬於競技運動員的區間，「中強度」可以用來強化心肺能力，「低強度」能有效控制體重的最低標準，「最低強度」適合需要養成運動習慣的人，是很好入門的強度。你可以記錄一段時間的心跳率，了解自己平常心跳率大概落在哪，然後開始運動留意一下訓練後心跳的變化，會慢慢對於「強度」有點感覺。另外簡單的數值判斷，如果運動後隔天或一陣子心跳高於原先的平均值太多，表示可能身體疲勞需要休息或是運動強度太高；反之當發現心跳逐漸比當初的平均值低，表示身體在進步，爾後可以適度的增加運動強度囉。

Sport Menu-13　融入單邊動作菜單

可以全部以單邊訓練為主軸，或是在其中幾項動作做變化，每週 2~3 次，可進行 2 週，組間休息 2 分鐘。

一 上肢水平推

· **交互啞鈴臥推**

1. 躺在椅上，雙手握一對啞鈴，舉在胸口上方。

2. 單邊的啞鈴下放，肩胛骨保持緊繃，上臂與身體呈 45 度。

3. 手臂打直而不鎖死，將啞鈴推至最高點，交互進行 5 組 12 下。

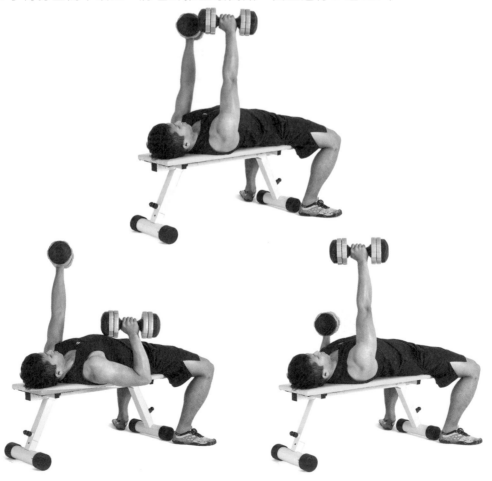

※ **小秘訣：**操作時後手臂可以稍微內轉，幫助肩胛骨收縮且舉得更重，並降低肩關節受傷的機會。

※ **鍛鍊功效：**交互進行能額外考驗核心的穩定。

二 上肢垂直拉

・ 彈力帶單手跪姿下拉

1. 單腳跪於軟墊上，呈高跪姿，肩膀到後腳膝蓋呈一直線。

2. 對側的單手握住把手，肩胛緊縮將把手拉至胸鎖骨處。

3. 過程中身體保持挺直不後仰，完成次數可以換腳。

4. 反覆執行 12 下 5 組。

※ **鍛鍊功效：**高跪姿能刺激核心與臀部的參與，單邊用力也增加不穩定性使核心及臀部參與更多。

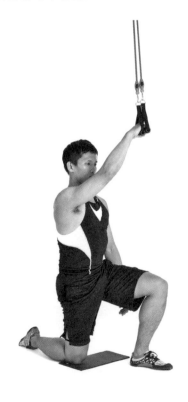 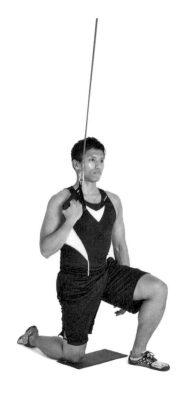

三 下肢推

・ 單腳蹲 - 3

1. 單腳（站立邊）站立，雙手都持壺鈴。

2. 單腳屈膝臀部向後往椅子上坐，非站立邊的腳可以協助平衡

3. 臀部輕輕點到坐椅即可站起，此為一下，執行 6 下換邊，共 5 組。

※ 小叮嚀：動作過程身體挺直，膝蓋盡可能對齊腳趾，不內夾。

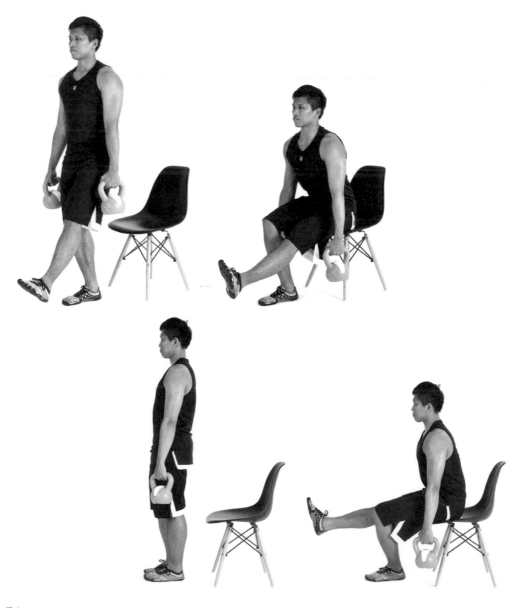

四 核心

・ **健腹輪前滑**

1. 雙腳膝蓋跪地,健腹輪位於肩膀下方。

2. 慢慢前推,身體盡可能延展。

3. 腹部用力將健腹輪拉回原本位置,來回 12 下 5 組。

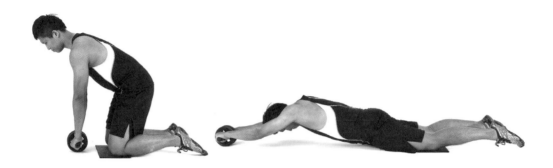

※ 進階版本:改用抗力球來進行,增加不穩定性或膝蓋離地以站姿進行,但要先確定動作已經熟悉。

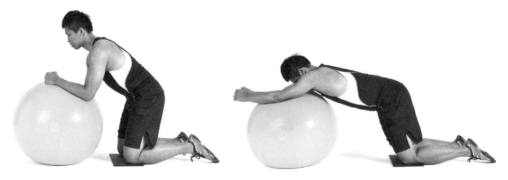

※ **小叮嚀:整個動作核心肌群繃緊、臀部用力,確保下背保持挺直。**

種類	動作	次數 / 時間	組數
上肢水平推	交互啞鈴臥推	12	5
上肢垂直拉	單手跪姿下拉	12	5
下肢拉	單腳蹲 -3	一邊各 6 次	5
核心	健腹輪前滑	12	5

Sport Menu-14 融入單邊動作菜單

可以全部以單邊訓練為主軸，或是在其中幾項動作做變化，也可以跟 Menu13 搭配，每週 2~3 次，可進行 2 週，組間休息 2 分鐘。

一 上肢垂直推

‧ 交互啞鈴肩推

1. 手臂彎曲，手持啞鈴於肩膀，雙腳與肩同寬站立，膝蓋微彎。

2. 一手將啞鈴上推過頭，直到手臂打直，下來再換另一手推起，每組 12 下，共 5 組。

3. 動作過程身體挺直，勿過度挺腰。

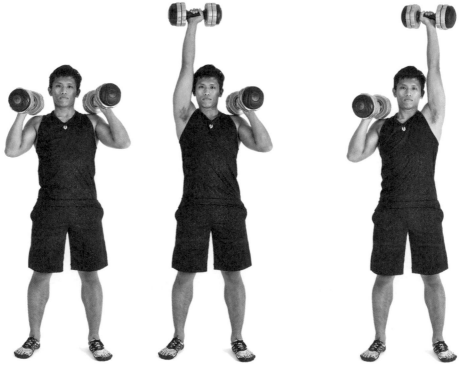

※ 小叮嚀：挑選能操作 12 下並維持正確姿勢的合適重量，若過重容易造成下背的負擔。

※ 鍛鍊功效：在鍛鍊肩部的同時，交互的動作可以考驗核心。

二 上肢水平拉

· 彈力帶單手划船

1. 將彈力帶固定於胸口高度。

2. 身體挺直，雙腳與肩同寬，單手拉住彈力帶。

3. 肩胛骨用力帶動手臂將彈力帶拉近身體，手肘拉至身體旁即可。

4. 過程中不得聳肩，身體保持平直，操作 12 下，共做 5 組。

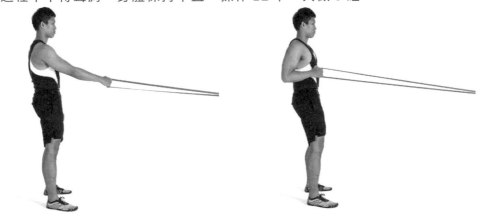

三 下肢拉

· 仰臥伸髖

1. 雙腳與髖同寬，屈膝坐在地板，上背部靠躺在椅上。

2. 臀部用力推起使軀幹騰空，膝蓋呈 90 度，身體平直。

3. 反覆動作 12 下，共 5 組。

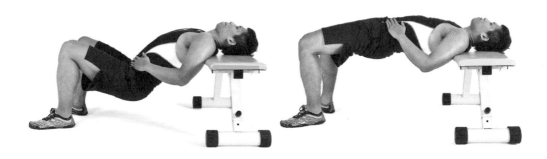

※ 小叮嚀：確保臀部用力，而非腰部。

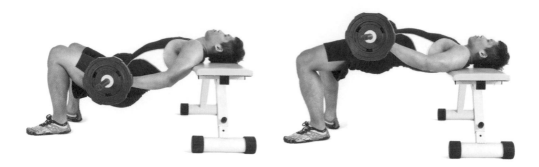

※ 進階版本：可以放置重物在髖部附近，例如啞鈴、槓鈴及壺鈴等。

四 核心

· 腳踏車俄羅斯

1. 坐在地上膝蓋彎曲，雙腳離地，雙手掌心相合向前方延伸。

2. 身體向後傾，和地面約呈 45 度。

3. 核心繃緊，如果向右邊旋轉，左腳伸直，接著再轉另一邊。來回算一次，操作 20 次，共 5 組。

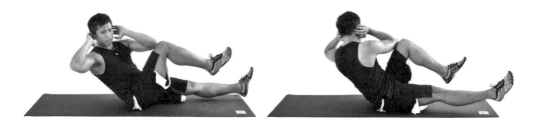

種類	動作	次數 / 時間	組數
上肢垂直推	交互啞鈴肩推	12	5
上肢水平拉	彈力帶單手划船	12	5
下肢拉	仰臥伸髖	12	5
核心	腳踏車俄羅斯	20	5

進階

綜合前面的元素，搭配一些移動或降低休息時間，提升強度也促進熱量消耗。

更多文章線上看

久坐的危機如何解圍？
幾招運動救下肢柔軟度

坐式生活型態正逐漸摧毀你的下肢柔軟度！

有研究統計現代人整天用腳走路的比率不到 10%，加上工作上班還不超過 50%，不難發現現代人多半是以靜態活動為主，如上班坐著打電腦，回家坐或躺著看電視等等⋯長久如此，肚子脂肪增加、屁股變大、腰圍線條不見了⋯雖然在生活上沒有太多不便，但健康正在一步一步的陷入危機。

由於坐式生活習慣已經讓大部分的人臀部失憶了，我們知道臀部是連接上下半身活動的樞紐，如果不喚醒它，就會影響到我們雙腳關節活動的範圍，進而導致活動度受限，甚至陷入不斷受傷的惡性循環裡。「臀部失憶」顧名思義就是臀部忘記自己能做什麼，而失去自己的功能性。長時間的久坐或不良姿勢，甚至是錯誤的運動訓練，都可能會使屈髖肌群長久縮短緊繃，進而抑制臀部的肌肉，當這種肌肉不平衡的情況發生，是很容易造成關節變化，簡單來說，臀肌失憶的原因就是臀肌不常被使用，久而久之它就會逐漸喪失功能。

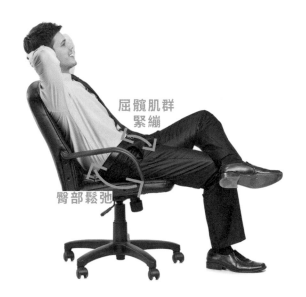

屈髖肌群
緊繃

臀部鬆弛

柔軟度是關節和關節周遭肌肉的可動性範圍，換言之是各關節的活動幅度、肌肉和韌帶的伸展能力。想想看，臀部周遭佈滿大大小小的肌肉，當柔軟度不好，活動度受限，勢必影響其它關節的活動，肌肉的緊繃。然而控制我們髖關節的肌肉主要由臀部與大腿的肌肉群所主導，當長期久坐，臀部肌肉被拉長，屈髖肌群會相對緊繃，所以首要必須先放鬆屈髖的肌肉。

你可以：

一、使用道具

按摩球、滾筒

按壓部位：髖關節與骨盆交接的位置（髂骨上棘）。

可以在特定的位置按壓 30 秒。

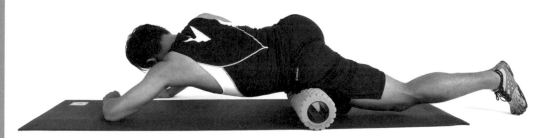

※ 將運動按摩滾筒放置骨盆上緣的位置，請勿放在脊椎的地方。

保持此姿勢 30 秒，伸展大腿前側。

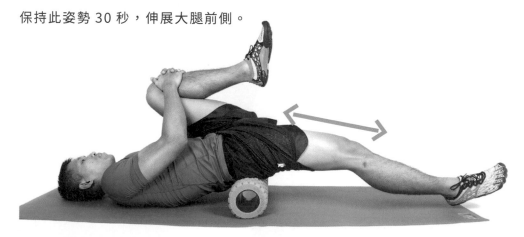

二、徒手伸展

伸展部位：大腿前側

一開始單腳跪姿，而後將重心往前移，伸展後腳大腿的前側，維持 30 秒再換腳。

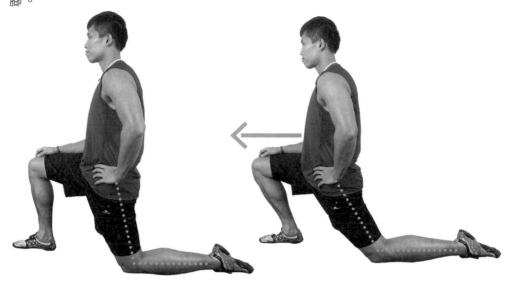

※ 另外，延續上面的姿勢，身體可以帶一點旋轉，會幫助髂腰部位伸展多一些。

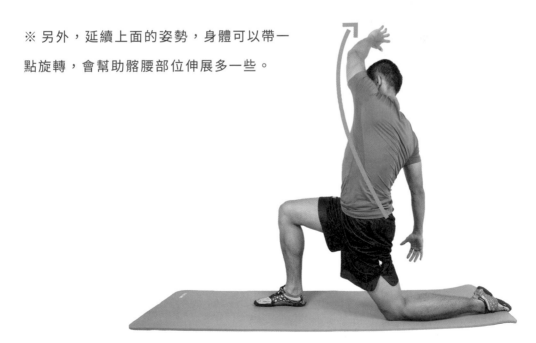

按摩伸展完大腿感覺格外輕鬆，坐著看書累了嗎？起身動一動舒展一下吧！

Sport Menu-15　　壺鈴循環套餐　壺鈴全身性菜單

利用壺鈴，訓練到全身肌肉，做完一個動作緊接著下一個，3 個循環，休息時間約 1 分鐘，每週進行 2~3 次，單項動作可以安插進前面任何的菜單，以增加變化。

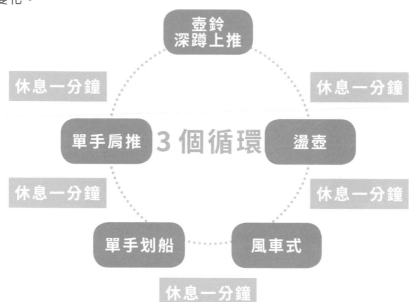

壺鈴
深蹲上推

休息一分鐘　　　　休息一分鐘

單手肩推　3 個循環　盪壺

休息一分鐘　　　　休息一分鐘

單手划船　　風車式

休息一分鐘

一 壺鈴深蹲上推

1. 手持壺鈴托至上胸處，身體站直，雙腳與肩同寬。

2. 蹲下時屁股向後，膝蓋彎曲，核心肌群保持繃緊。

3. 如果可以下蹲到大腿與地面平行，膝蓋對準腳指方向不內夾。

4. 重心座落臀部，以臀部及大腿用力站起，順勢將壺鈴高舉過頭，重覆執行 12 下 3 組。

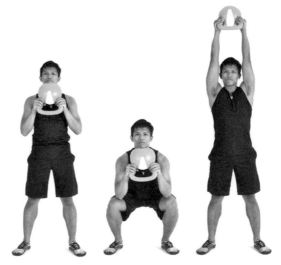

二 溫壺

1. 先將壺鈴擺在地上，雙腳與肩同寬在壺鈴後方。

2. 膝蓋微彎，屁股向後，雙手抓住壺鈴，類似硬舉。

3. 肩胛鎖緊，壺鈴順勢向後，站起時臀部用力順勢擺盪壺鈴。

4. 擺盪 12 下 3 組。

※ 小叮嚀：確保用髖部發力，不要用手拉或用腰部代償。

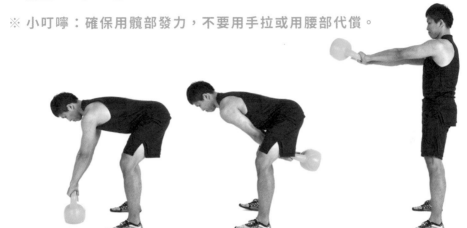

三 風車式

1. 雙腳比肩稍寬，單手持壺鈴高舉過頭。

2. 膝蓋微彎，臀部向後，重心偏向另一邊，壺鈴仍高舉過頭。

3. 眼睛盯著壺鈴，彎下並旋轉身體，另一手觸碰腳尖，單邊進行 12 下再換邊，共 3 組。

※ 鍛鍊功效：鍛鍊核心肌群，並考驗肩關節活動度。

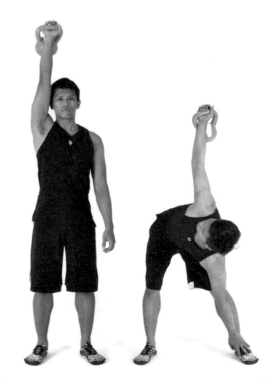

四 單手划船

1. 雙腳呈弓箭步站姿，身體朝前，背部呈一直線。

2. 一手靠在膝蓋，一手握著壺鈴，肩胛骨鎖緊，手肘彎曲往後將壺鈴提起。

3. 單邊進行 12 下再換邊，共 3 組。

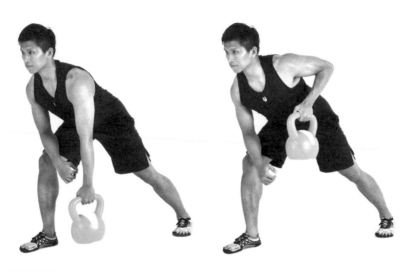

五 單手肩推

1. 單手持壺鈴於肩膀，雙腳與肩同寬站立，膝蓋微彎。

2. 將壺鈴上推過頭，直到手臂打直，移動軌跡維持直上直下。

3. 動作過程身體挺直，勿過度挺腰，做完換邊，3 組 12 下。

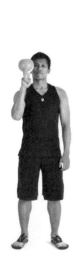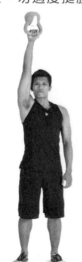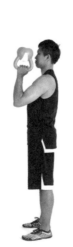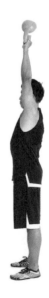

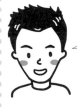

教練，今天是練深蹲對吧！

是的！

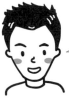

這個我最厲害了，教練要幾組幾下啊？

負重 50 公斤做 4 組，10 下。

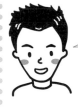

小意思~

幾分鐘過去

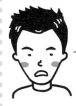

教練 ... 我 ... 我腿軟了，回不了家了。

呵呵，不如 ... 幫你叫車吧？
(o.s. 說好的小意思呢?)

85

Sport Menu-16　壺鈴循環套餐　壺鈴全身性菜單

利用壺鈴，訓練到全身肌肉，做完一個動作緊接著下一個，3 個循環，休息時間約 1 分鐘，每週進行 2~3 次，單項動作可以安插進前面任何的菜單，以增加變化。

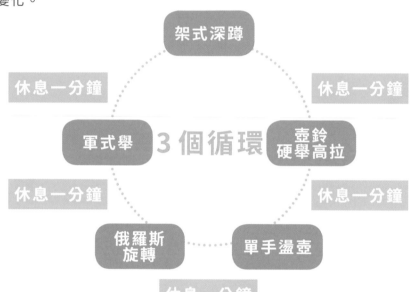

架式深蹲

休息一分鐘　　　　休息一分鐘

軍式舉　3 個循環　壺鈴硬舉高拉

休息一分鐘　　　　休息一分鐘

俄羅斯旋轉　　單手盪壺

休息一分鐘

━ 架式深蹲

1. 單手持壺鈴於肩膀，另一手往前伸幫助平衡，雙腳與肩同寬。

2. 蹲下時屁股向後，膝蓋彎曲，核心肌群保持繃緊。

3. 如果可以下蹲到大腿與地面平行，膝蓋對準腳指方向不內夾。

4. 重心座落臀部，以臀部及大腿用力站起，重覆執行 12 下 3 組，可以換邊輪流進行。

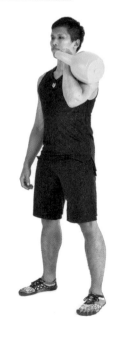
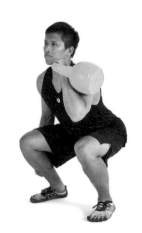

二 壺鈴硬舉高拉

1. 雙腳與肩同寬，雙手握住壺鈴，臀部向後，身體前傾，壺鈴落在中間。

2. 肩胛向後收緊，上半身呈一直線，下背不得彎曲。

3. 臀部繃緊將髖部向前推，將壺鈴拉近身體，再順勢將壺鈴高舉過頭。

4. 重複操作 3 組，每組 12 下，動作過程身體保持挺直。

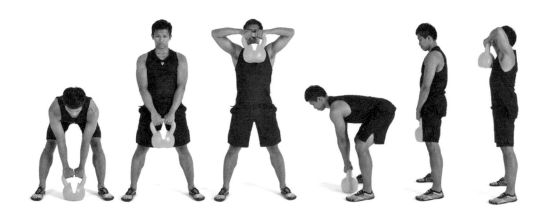

三 單手盪壺

1. 先將壺鈴擺在地上，雙腳與肩同寬在壺鈴後方。

2. 膝蓋微彎，屁股向後，單手抓住壺鈴，類似硬舉。

3. 肩胛鎖緊，壺鈴順勢向後，站起時臀部用力順勢擺盪壺鈴。

4. 身體保持穩定，擺盪 12 下可以換手進行，共 3 組。

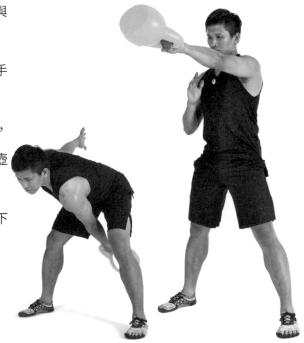

四 俄羅斯旋轉

1. 坐在地上膝蓋彎曲,腳平貼在地,手持壺鈴在胸前。

2. 身體向後傾,和地面約呈 45 度。

3. 核心繃緊,盡可能向一邊旋轉,接著再轉向另一邊。

4. 來回算一次,操作 12 次,共 3 組。

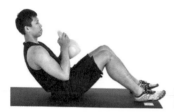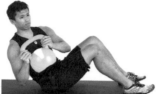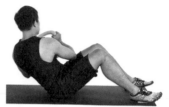

※ 進階版本:雙腳可以稍微

離地,加強核心穩定的能力。

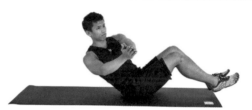

五 軍式舉

1. 手臂彎曲,單手持壺鈴於肩膀,雙腳與肩同寬站立,膝蓋微彎。

2. 將壺鈴上推過頭,手臂垂直在耳朵旁,移動軌跡維持直上直下。

3. 動作過程身體挺直,勿過度挺腰,12 下換邊進行,共 3 組。

※ 進階版本:可以將壺鈴倒過來握,

增加不穩定。

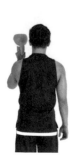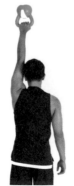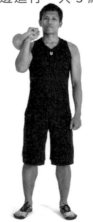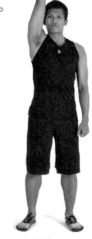

※ 小叮嚀:如果舉起壺鈴無法靠近耳朵或搖晃不穩,可能重量需要減輕。

※ 鍛鍊成效:壺鈴的不穩定更能強化肩膀肌群的穩定。

教練教練！，今天要做甚麼運動？

今天做棒式練核心，
撐 45 秒休息 15 秒，做三組。

好啊～開始吧！

教練，請問好了嗎 ... 快撐不住了 (抖)

再撐一下，時間快到了 (其實忘記按計時)

今日做單腳硬舉！

聽起來好像很難感覺。

不會的，有我在，來！開始吧！

天吶！好難平衡，要跌倒了阿，教練！

姿勢有點不對，再下去一點，再下去 ...

更多文章線上看

運動提升肌肉柔軟度？
怎樣的柔軟度才算好？

在家 DIY，測量你的柔軟度！

什麼是柔軟度？簡單的說就是關節及它周圍的肌肉與韌帶能夠活動的最大範圍，不過有許多文獻將柔軟度定義為關節活動度 (Range of motion, ROM)。也有些人認為關節活動度等於柔軟度加上肌力，因為單指柔軟度也許是針對關節最大的活動範圍，但如果沒有肌力的加持，即便你的活動到達關節活動範圍的臨界點，還是可能因為肌力的不足而受傷。

每個人的柔軟度皆有所不同，有幾個影響因素：

1. 肌肉韌帶本身的彈性，每個人本來就有所差異。

2. 外界環境及溫度都會影響柔軟度。

3. 緊張比較容易造成肌肉的僵直。

4. 疲勞容易使肌肉失去彈性，增加受傷的風險。

5. 年齡，隨著年齡越高，柔軟度也越來越差。

6. 性別，女性普遍會比男性好。

7. 伸展的頻率增加較能改善柔軟度。

8. 活動程度，較常運動者的柔軟度會比不運動者來得好。

9. 重量訓練的動作範圍。

10. 受傷史，過去受傷的部位可能因為沾黏或久未活動導致柔軟度下降。

我們怎麼知道自己的柔軟度好不好？

其實自己也可以在家測試喔。首先，在地上貼 30 公分的膠布，此為測量時雙
腳打開的寬度。在膠布中間 (15 公分處) 垂直貼出 25 公分長的基準點，此為
測量時雙腳擺放的起點。接下來測驗時雙手相疊 (兩中指互疊)，自然緩慢向
前伸展 (不可急速抖動)，儘可能向前伸，並使中指觸碰膠布後，暫停 2 秒，
以便記錄。切記操作測試前必須做好暖身，執行過程膝蓋不可彎曲喔！

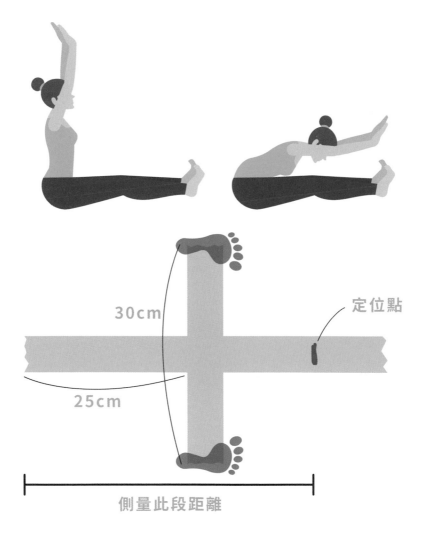

測量完之後，可以參考《教育部體育署》的體適能網站，就知道自己的柔軟
度是否及格囉！

20-64 歲臺閩地區女性坐姿體前彎百分等級常模 (公分)					
年齡	不好	稍差	普通	尚好	很好
20-24	~16.0	16.1~23.0	23.1~28.0	28.1~35.0	35.1~
25-29	~15.0	15.1~21.0	21.1~26.0	26.1~33.0	33.1~
30-34	~14.0	14.1~20.0	20.1~25.0	25.1~31.0	31.1~
35-39	~13.0	13.1~20.0	20.1~25.0	25.1~31.0	31.1~
40-44	~12.0	12.1~19.0	19.1~24.0	24.1~30.0	30.1~
45-49	~12.0	12.1~18.0	18.1~24.0	24.1~30.0	30.1~
50-54	~11.0	11.1~18.0	18.1~24.0	24.1~30.0	30.1~
55-59	~10.0	10.1~16.0	16.1~22.0	22.1~30.0	30.1~
60-64	~8.0	8.1~15.0	15.1~20.0	20.1~28.0	28.1~

20-64 歲臺閩地區男性坐姿體前彎百分等級常模 (公分)					
年齡	不好	稍差	普通	尚好	很好
20-24	~16.0	16.1~23.0	23.1~28.0	28.1~35.0	35.1~
25-29	~15.0	15.1~21.0	21.1~26.0	26.1~33.0	33.1~
30-34	~14.0	14.1~20.0	20.1~25.0	25.1~31.0	31.1~
35-39	~13.0	13.1~20.0	20.1~25.0	25.1~31.0	31.1~
40-44	~12.0	12.1~19.0	19.1~24.0	24.1~30.0	30.1~
45-49	~12.0	12.1~18.0	18.1~24.0	24.1~30.0	30.1~
50-54	~11.0	11.1~18.0	18.1~24.0	24.1~30.0	30.1~
55-59	~10.0	10.1~16.0	16.1~22.0	22.1~30.0	30.1~
60-64	~8.0	8.1~15.0	15.1~20.0	20.1~28.0	28.1~

資料來源:《教育部體育署體適能網站》,行政院體育委員會「100 年度國民體能檢測專案」

當然人體還有許多關節的活動度,一個部位的數據並無法代表人體全身,上述僅針對坐姿體前彎的部分,通常我們會以軀幹為參考,如果想了解其他部位的活動度建議請專業的教練幫您評估喔!

Sport Menu-17   全身性功能拉

綜合所有"拉"的動作，結合單邊訓練，每個動作所練的部位不衝突，可以接續操作，過程中結合核心跟移動來減少休息時間，以提升強度及效率，也可以與全身性功能推的菜單交互進行，共 4 個循環，休息時間可自行安排設定，每週進行 2 次，動作內容可以跟之前動作做更換。

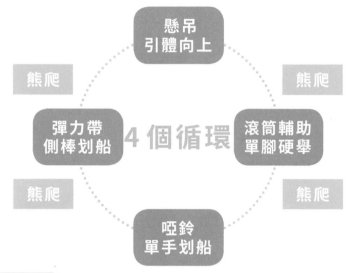

懸吊
引體向上

熊爬

熊爬

彈力帶
側棒划船

4 個循環

滾筒輔助
單腳硬舉

熊爬

熊爬

啞鈴
單手划船

一 懸吊引體向上

1. 將懸吊裝置調整至適合高度，身體挺直垂直地面，雙手抓緊握把。
2. 肩胛後縮，可以用雙腳輔助將身體拉向握把。
3. 操作 4 組 12 下。

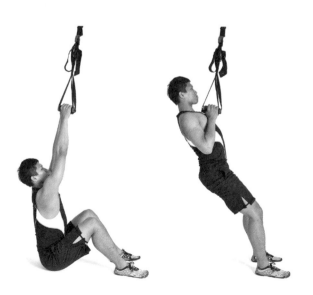

※ 進階版本：以單腳執行，減少支撐。

※ 鍛鍊功效：適合當作無法操作引體向上的初階動作。

※ 小秘訣：可以透過手臂扭轉刺激更多肩胛週邊肌肉的收縮。

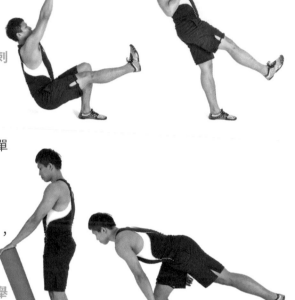

二 滾筒輔助單腳硬舉

1. 將同側手腳抵住長的滾筒，單腳站立。

2. 膝蓋微彎，身體前傾下沉。

3. 臀部用力，軀幹回到原來位置，每邊執行 4 組 12 下再換邊。

※ 小叮嚀：如果負重的單腳硬舉做不好，可以用這個動作試試。

三 啞鈴單手划船

1. 一手握住啞鈴，另一手撐在椅上，身體前傾。

2. 啞鈴自然垂放，掌心朝內。

3. 肩胛後收，手肘彎曲將啞鈴拉近身體，一手進行 12 下換邊，共 4 組。

※ 小叮嚀：手肘彎曲盡可能靠近身體才會比較有效果。

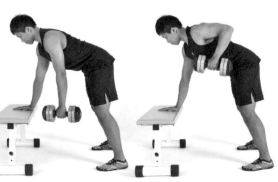

四 彈力帶側棒划船

1. 繃緊核心，臀部用力並抬起。

2. 頭、肩膀到腳踝應呈一直線。

3. 維持姿勢，單手抓住彈力帶往身體靠近，12 下完換邊，操作 4 組。

※ 鍛鍊功效：進行側棒式加上划船，強化核心抗旋轉的能力。

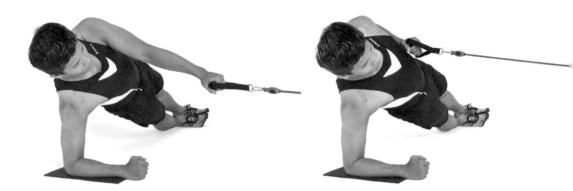

五 熊爬

1. 雙手雙腳撐於地面，膝蓋彎曲不跪地。

2. 前進時由對側手腳做移動，背部維持一直線，核心繃緊。

3. 爬行距離可由自己決定，可以安排動作與動作之間。

※ 鍛鍊功效：訓練核心肌群，並考驗手腳協調。

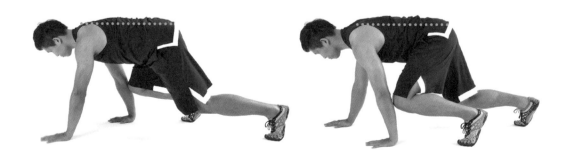

Sport Menu-18　全身性功能推

綜合所有"推"的動作，結合單邊訓練，每個動作所練的部位不衝突，可以接續操作，過程中結合核心跟移動來減少休息時間，以提升強度及效率，也可以與全身性功能拉的菜單交互進行，共 4 個循環，休息時間可自行安排設定，每週進行 2 次，動作內容可以跟之前動作做更換。

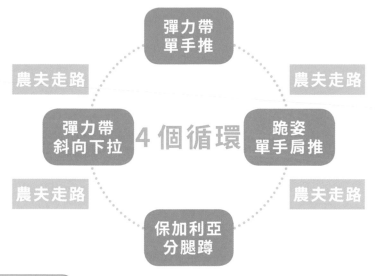

彈力帶單手推

1. 將彈力帶繫在與肩同高的地方，手握彈力帶並背對。

2. 身體挺直，雙腳前後錯開，手肘彎曲與地面平行，另一手往前伸直。

3. 用力將彈力帶往前推，另一手收向肩膀，身體保持穩定，完成 12 下換邊，操作 4 組。

※ 鍛鍊功效：訓練核心肌群，強化核心抗旋轉的能力。

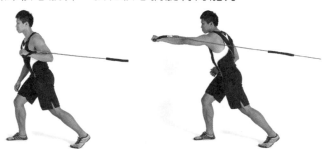

二 跪姿單手肩推

1 雙腳呈一前一後單腳跪姿，前腳的對側手握啞鈴。

2. 身體挺直，另一手維持平衡。

3. 將啞鈴推舉過頭，完成 12 下換邊，共 4 組。

※ 鍛鍊功效：使用一個啞鈴及單腳跪姿的動作會使重心分配不均，更加刺激核心肌群。

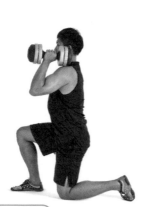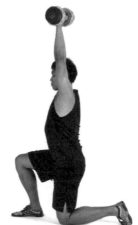

三 保加利亞分腿蹲

1. 雙腳一前一後，後腳放至椅上。

2. 雙手持啞鈴或壺鈴，肩膀向後，保持挺胸。

3. 單腳下蹲，重心座落臀部，完成 12 下換邊，做 4 組。

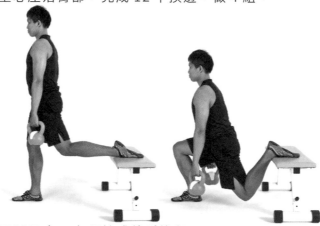

※ 簡易版本：可以只拿一支啞鈴或徒手進行。

※ 小叮嚀：動作過程膝蓋對準腳尖，不內夾。

四 彈力帶斜向下拉

1. 採站姿,身旁一側抓住彈力帶,
雙腳與肩同寬。

2. 手伸直將彈力帶拉過身體中線
到另一側大腿,軀幹保持不動。

3. 一邊 12 下再換邊,操作 4 組。

※ 小叮嚀:請勿轉動臀部和過度
使用手臂的力量來轉動。

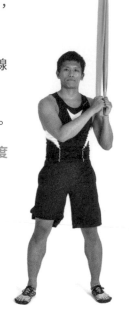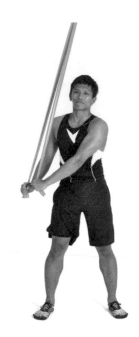

五 農夫走路

1. 雙手持啞鈴或壺鈴,垂於身體兩側。

2. 抬頭挺胸,核心肌群繃緊。

3. 軀幹保持穩定行走一段距離,安插在動作與動作之間。

※ 鍛鍊功效:可以鍛鍊核心肌群以及握力。

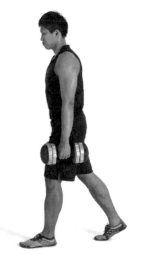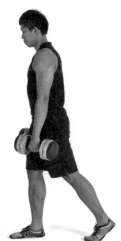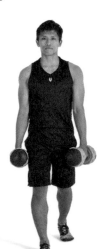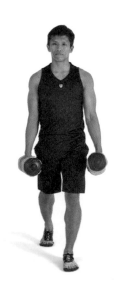

趣運動的 辦公室運動日記

[最美好的項目]

教練接下來要做什麼運動？

滾棒按摩放鬆肌肉。

好耶！我最愛滾棒按摩了！

來我們開始吧！

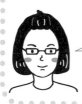
（使用中）哇，好舒服好想睡覺，教練請幫我把燈關掉吧！晚安。

趣運動的 辦公室運動日記

[no pain, no gain]

來做這個（槓鈴深蹲）

教練這個很重阿！

沒事，我會輔助你。

教練我覺得不行了，太重了，受不了！

可是 ... 你才剛做 2 下而已欸。

Sport Menu-19　全身性功能拉

綜合所有"拉"的動作，結合單邊訓練，每個動作所練的部位不衝突，可以接續操作，過程中結合核心跟移動來減少休息時間，以提升強度及效率，也可以與全身性功能推的菜單交互進行，共 4 個循環，休息時間可自行安排設定，每週進行 2 次，動作內容可以跟之前動作做更換。

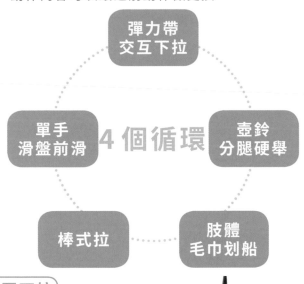

彈力帶
交互下拉

單手
滑盤前滑

4 個循環

壺鈴
分腿硬舉

棒式拉

肢體
毛巾划船

一 彈力帶交互下拉

1. 將兩條彈力帶固定好，雙手與肩同寬各握住彈力帶。

2. 肩胛骨夾緊，一手將彈力帶拉至胸部，動作過程中上半身不後仰，然後回到起始姿勢再換手。

3. 雙手輪流交替 12 下，共 4 組。

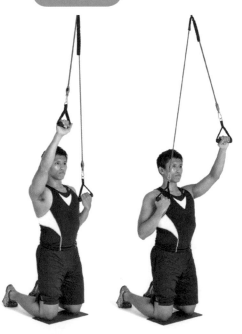

二 壺鈴分腿硬舉

1. 雙腳前後站立，兩腳距離一個腳掌，手持壺鈴垂於身前。

2. 膝蓋微彎，身體挺直前傾下沉，壺鈴保持在後腳前面。

3. 臀部用力，軀幹回到原來位置，每邊執行 4 組 12 下再換邊。

※ 小叮嚀：肩胛要鎖緊才能保持壺鈴在正確的位置。

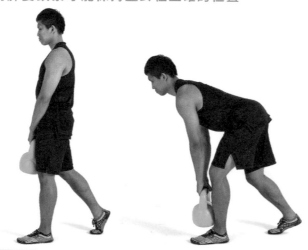

三 肢體毛巾划船

1. 將兩條毛巾掛於跨欄，手握毛巾，與肩同寬。

2. 肩胛骨往後收緊，將胸部拉近跨欄。

3. 動作過程身體從頭到腳呈一直線。

4. 再慢慢回到起始姿勢，反覆進行 12 下，4 組。

※ 鍛鍊功效：抓握毛巾的效果能增強握力。

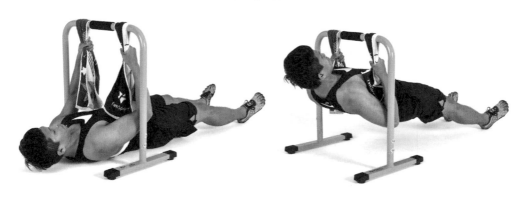

四 棒式拉

1. 一開始雙腳稍比肩寬，手肘在肩膀正下方撐地，重心放在前臂。

2. 收下巴，臀部繃緊，腹部核心用力，讓身體從頭到腳呈一直線。

3. 保持姿勢，一手離地去拉彈力帶，12 下之後換手，共 4 組。

※ 小叮嚀：拉彈力帶的同時，身體要盡可能保持平直。

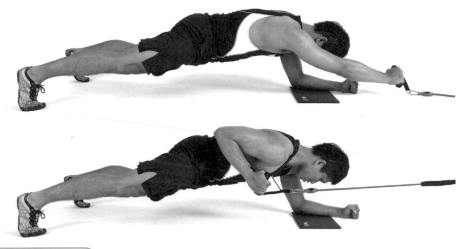

五 單手滑盤前滑

1. 雙手置於滑盤上，整體像伏地挺身的準備動作。

2. 一手向前延伸，另一手肘彎曲身體下沉，將滑盤往前推。

3. 核心繃緊，身體保持挺直，雙手交互進行 4 組 12 下。

※ 簡易版本：可以改用跪姿的方式操作。

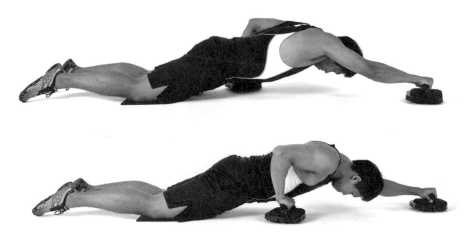

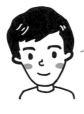

趣運動的 **辦公室運動日記** 〔間歇地獄〕

來喔！今天間歇運動動起來吧！

不想面對。

歐耶！燃起來吧！

又到了蹦蹦跳跳的時間了。

多跳一點等等多吃一點！

好累喔好熱喔好想睡喔 ><

停止抱怨，認真做！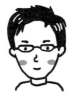

Sport Menu-20　全身性功能推

綜合所有"推"的動作，結合單邊訓練，每個動作所練的部位不衝突，可以接續操作，過程中結合核心跟移動來減少休息時間，以提升強度及效率，也可以與全身性功能拉的菜單交互進行，共 4 個循環，休息時間可自行安排設定，每週進行 2 次，動作內容可以跟之前動作做更換。

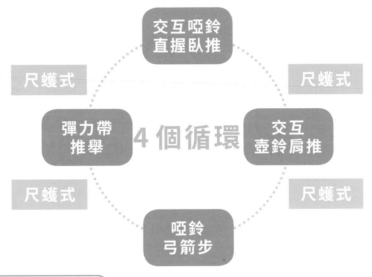

尺蠖式 ／ 交互啞鈴直握臥推 ／ 尺蠖式 ／ 彈力帶推舉 ／ **4 個循環** ／ 交互壺鈴肩推 ／ 尺蠖式 ／ 尺蠖式 ／ 啞鈴弓箭步

一 交互啞鈴直握臥推

1. 動作如同直握啞鈴臥推，現在改成一次推一個，左右交互進行。

2. 操作 12 下 4 組。

※ 鍛鍊功效：強化胸肌並刺激核心肌群的參與。

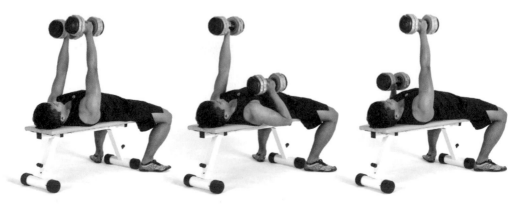

二 交互壺鈴肩推

1. 手臂彎曲，手持壺鈴於肩膀，雙腳與肩同寬站立，膝蓋微彎。

2. 一手將壺鈴上推過頭，直到手臂打直，下來再換另一手推起，每組 12 下，共 4 組。

3. 動作過程身體挺直，勿過度挺腰。

※ 小叮嚀：挑選能操作 12 下並維持正確姿勢的合適重量，若過重容易造成下背的負擔，另外拿壺鈴的方式也要注意手腕的壓力。

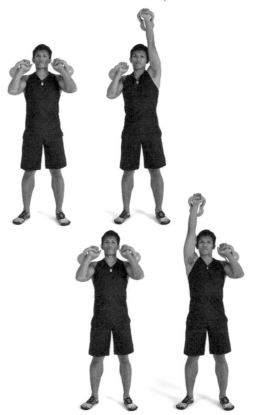

三 啞鈴弓箭步

1. 挑選合適的重量，雙手各持一個啞鈴，垂於身體兩側。

2. 身體挺直，核心繃緊，雙腳與髖同寬。

3. 一腳前踏，身體下沉至膝蓋彎曲呈 90 度，然後站起。

4. 一腳完成反覆次數後再換腳，一腳 12 下 4 組。

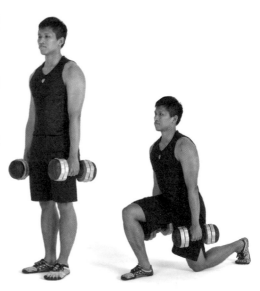

四 彈力帶推舉

1. 彈力帶位在身體側邊，雙手交疊握緊彈力帶，拉至胸口處。

2. 雙腳約與肩同寬，膝蓋微彎。

3. 核心繃緊，將手臂打直推向前，完成 12 下換邊，操作 4 組。

※ 鍛鍊功效：控制身體避免旋轉，訓練身體抗旋轉的能力。

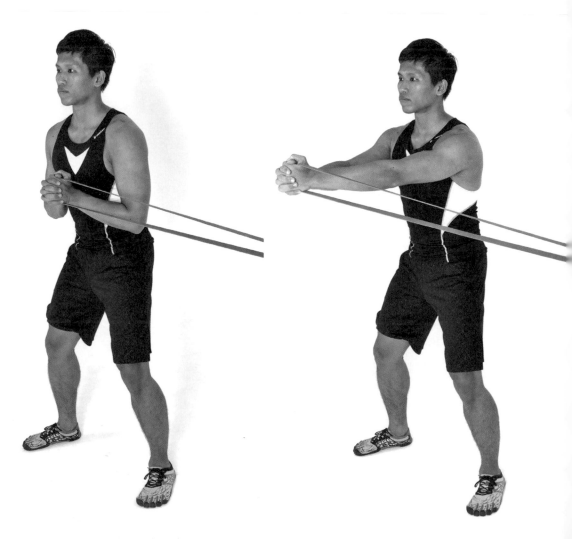

五 尺蠖式

1. 雙腳打直，身體下彎觸碰地面。
2. 雙首先向前爬，盡可能延伸，雙腳再以小碎步靠近雙手。
3. 核心繃緊，下背不凹陷，行走一段距離，安插在動作與動作之間。

※ 小叮嚀：如果雙手無法觸碰地面，可以雙腳微彎，這取決自己的柔軟度。

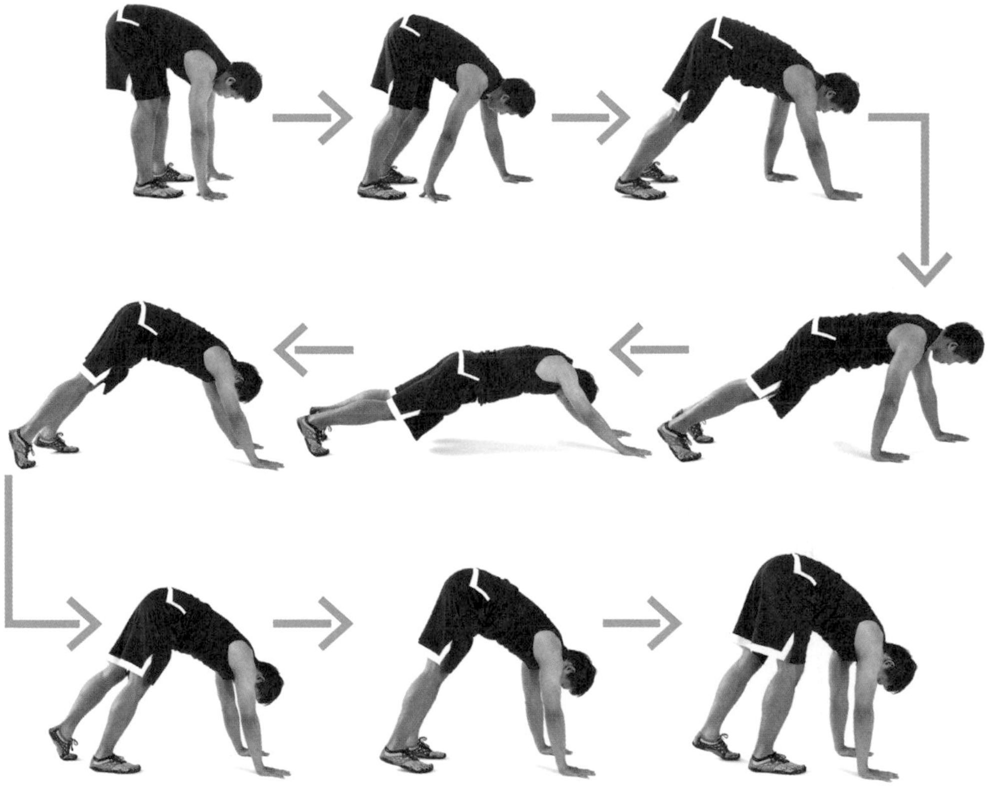

以上菜單都可隨意組裝變化，休息時間也可以視個人情況調整。

也許看完會納悶這本書沒有鍛鍊小肌群（肱二頭、肱三頭等），原因是鍛鍊大肌群的過程中就會鍛鍊到小肌群，當然如果要另外獨立鍛鍊也是沒有問題，然而依部位的動作教學市面上已有許多參考資訊，這本書主要以菜單的方式結合功能性訓練提供另一種訓練的思維。
以低強度訓練動作及符合生活的功能性，強化一般人居家生活的動作模式。動作上如有疑問，還是建議詢問身邊專業的人士，這樣訓練起來才會事半功倍。

My training
MEMO

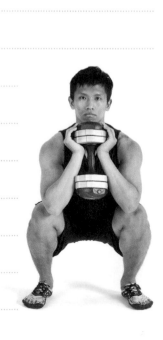

30分鐘拳擊循環訓練
10招體能全攻略

強效燃脂
拳擊
瘦身營

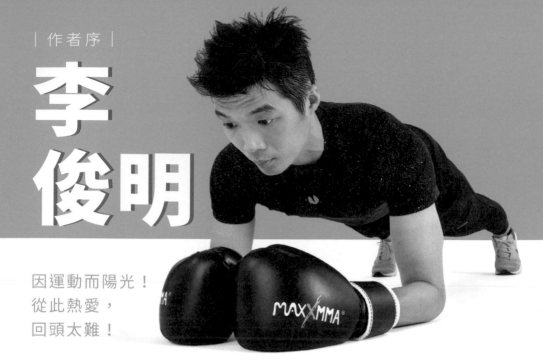

李俊明

因運動而陽光！
從此熱愛，
回頭太難！

大家好！

我是俊明教練 JUN，我是一個非常熱愛運動的大男生，記得小時候本身就有氣喘的問題時常到醫院報到，醫生建議我可以從事運動來改善氣喘體質，所以從小學開始我便接觸運動，一直到現在運動就好像我生命中的一部份，也開啟了我當運動教練的開端。

就學期時我也曾經是一位田徑選手，在當完兵後毅然決然的選擇運動教練這條路，一邊學習一邊考取國際運動認證，讓自已從菜鳥教練一直到資深教練，一路上雖然辛苦可是很值得，讓我學習到什麼是運動教學與運動科學方式來讓學生得到更好的運動效益。

從事運動教練的工作也已經邁入 12 年了，為什麼會接觸拳擊體適能運動教學這要從我極限健身中心出來當自由教練開始，為了使自已更精進所以就選擇培養第二專長，在當時也認識了我的拳擊有氧與拳擊體適能的啟蒙老師陳銘正老師，讓我更認識了拳擊體適能運動對一般民眾的健康適能有很大的效益。

在自我的練習中也讓我更瞭解到拳擊運動其實充滿了運動樂趣，一直到現在我還是很喜歡跟著我的學生一起參與拳擊運動後的感受，因為當他們參與了拳擊體適能運動後他們的臉上充滿了笑容與自信，讓我感受到了成就感。

希望拳擊運動能夠推廣給各位讀者，讓運動成為你生活中的一部份也能在運動中找到更好更美的自己喔！

讓我們用運動來開啟美麗的每一天。

大家一起來奮力拳擊吧！

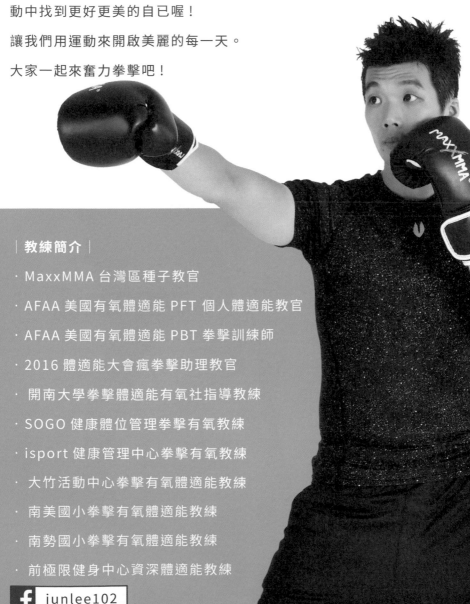

| 教練簡介 |

· MaxxMMA 台灣區種子教官

· AFAA 美國有氧體適能 PFT 個人體適能教官

· AFAA 美國有氧體適能 PBT 拳擊訓練師

· 2016 體適能大會瘋拳擊助理教官

· 開南大學拳擊體適能有氧社指導教練

· SOGO 健康體位管理拳擊有氧教練

· isport 健康管理中心拳擊有氧教練

· 大竹活動中心拳擊有氧體適能教練

· 南美國小拳擊有氧體適能教練

· 南勢國小拳擊有氧體適能教練

· 前極限健身中心資深體適能教練

f junlee102

認識拳擊訓練 & 運動效益

拳擊體適能運動能夠安全且有效提昇健全體適能訓練,達到強健體魄健康為目標。運用「拳擊運動訓練」、「功能性運動訓練」及「肌力運動」,在具樂趣而沒有傷害風險下,任何小小的空間裡、短時間內獲得最大運動效益。

拳擊運動其實可以在家與家人一同練習,增加樂趣及全家運動機會,是非常棒的居家運動。

拳擊體適能運動是一個適合每一個族群的運動,包括兒童、青少年、成年人、婦女、銀髮族等。快來跟我們一起拳擊吧!

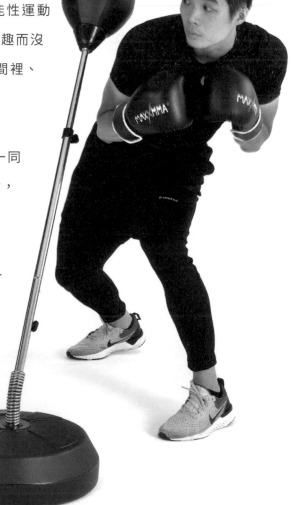

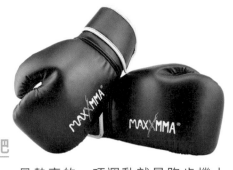

拳擊體適能運動 VS 體重控制與減肥

許多朋友為了減肥而選擇到健身中心運動，最熱衷的一項運動就是跑步機上快走或跑步，雖然調節體重必須配合有氧運動，例如：快走、游泳、騎腳踏車等有氧運動，但並不是體重控制的主要運動方式，還是需要搭配一些阻力運動、重量訓練及循環運動等並行訓練，就拳擊體適能而言包含了心肺、肌力、肌耐力、爆發力等，可以在短時間內達到消耗更多熱量！愛運動的朋友們趕緊從跑步機上下來，跟我一起進行拳擊運動吧！

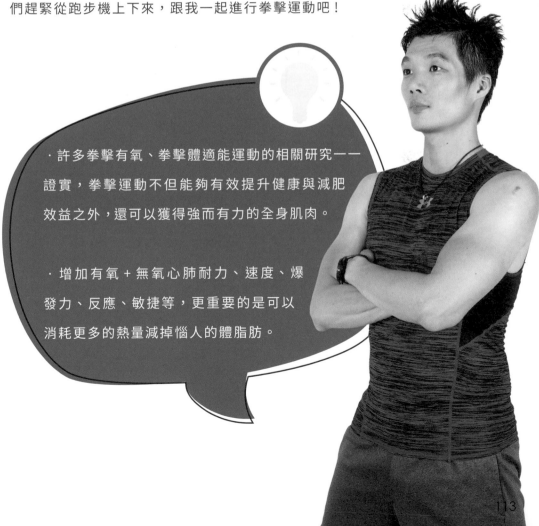

．許多拳擊有氧、拳擊體適能運動的相關研究一一證實，拳擊運動不但能夠有效提升健康與減肥效益之外，還可以獲得強而有力的全身肌肉。

．增加有氧＋無氧心肺耐力、速度、爆發力、反應、敏捷等，更重要的是可以消耗更多的熱量減掉惱人的體脂肪。

拳擊運動 基本裝備

更多器材線上看

想要好好學拳擊運動,當然不能少了專業裝備,有了專業裝備打起拳擊來更有勁。以下為最基本的配備,可視個人需要而添購。

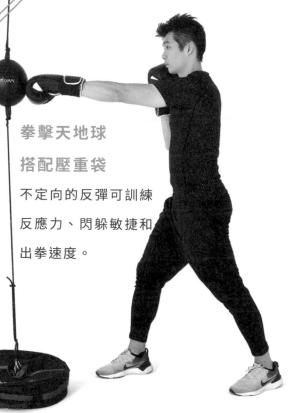

拳擊天地球
搭配壓重袋
不定向的反彈可訓練反應力、閃躲敏捷和出拳速度。

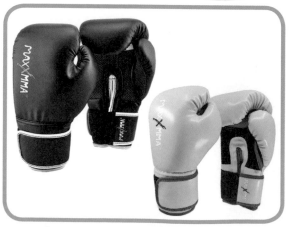

拳擊手套
保護雙手的關節,適當的厚度可以迎擊對方的一力之擊。

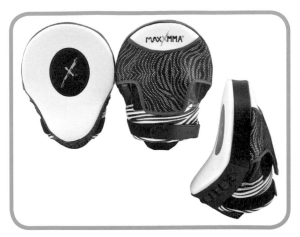

拳擊手靶

移動便利,取代沙包,練習打擊更即時,雙人對打適用。

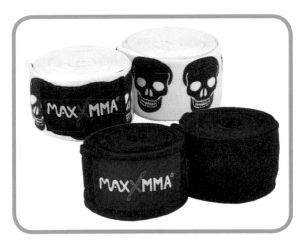

拳擊手綁帶

手指的關節較為細緻,運用軟布材質纏繞手指關節,達到完美包覆手關節,避免受傷。

教學影片線上看

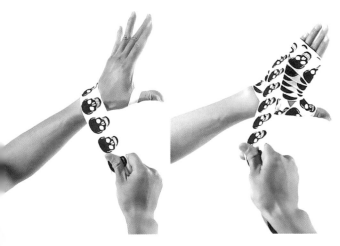

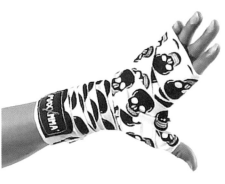

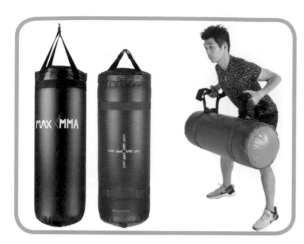

拳擊沙袋

沙袋大小不拘，作為單人練習打擊及踢腿等練習，建議可選擇軟硬度可調整的水氣沙袋。

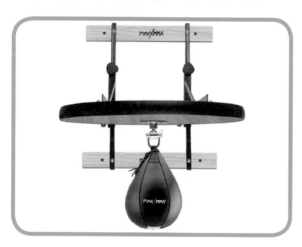

梨形球

梨形球不同於沙包，主要用於練習打擊的敏捷度，健身休閒都方便。

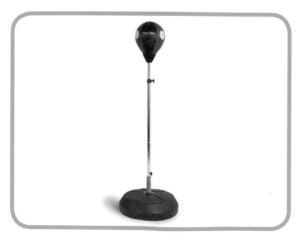

速度球

利用速度球的反彈功能，進行打擊閃躲的練習，建議選擇可調整速度、高度的速度球，提升練習的機動性。

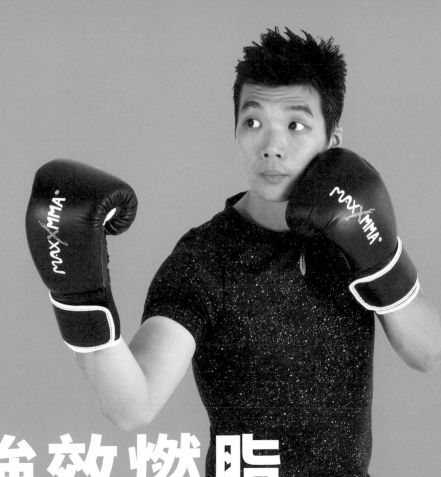

強效燃脂
拳擊瘦身營
start!

啟動身體！
運動前暖身

教學影片線上看

跳繩訓練 ｜ 心肺運動

▶跳繩運動有訓練心肺有氧非常好的運動效果，也可增加協調能力、反應能力、心肺有氧耐力等，是個簡單又省時的好運動。

▶跳繩運動時間可為 30 分鐘，分為 3 次來進行 (每次時間 10 分鐘)，一樣可達到增加心肺有氧的效果。

▶在拳擊運動前跳繩也可達到暖身效益。

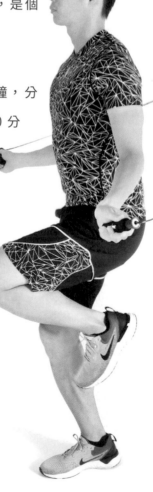

拳擊運動
基本動作

教學影片線上看

基本架式：

正面架式、戰鬥架式

拳擊正面架式

1. 雙腳打開與肩同寬或稍寬，腳尖自然朝前；膝蓋微彎。

2. 舉起雙手手肘屈勢，雙手虛握拳置於臉頰與下巴前方兩側。

3. 身體重量放置於兩腳之間，左右平均。

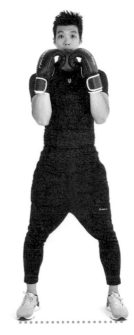

戰鬥架式

1. 雙腳打開與肩同寬或稍寬，腳尖自然朝前；膝蓋微彎。

2. 單腳向前跨出一步 ，與一個肩膀寬幅左右的距離。

3. 身體與雙腳尖朝正前方，後腳跟微提起。

4. 兩肩放鬆，舉起雙手手肘屈，雙手虛握拳，置於臉頰與下巴前方兩側，於鼻子的高度。

5. 身體重量放置於兩腳之間，左右平均。

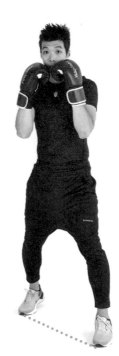

119

基本出拳動作

刺拳 Jap

1. 採拳擊戰鬥架勢預備。

2. 前手出拳，出拳側的肩、腰、臀 順著出拳動作轉向前方，拳心向下，拳眼朝內，用拳面打擊目標。

3. 再回到架勢位置。

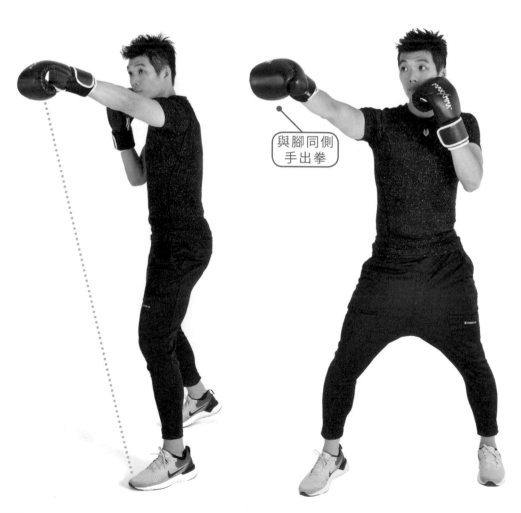

與腳同側
手出拳

直拳 Cross Punch

1. 採拳擊戰鬥架勢預備。

2. 後手出拳,出拳側的肩、腰、臀 順著出拳動作轉向前方,拳心向下,拳眼朝內,後腳跟微提起,用拳面打擊目標。

3. 再回到架勢位置。

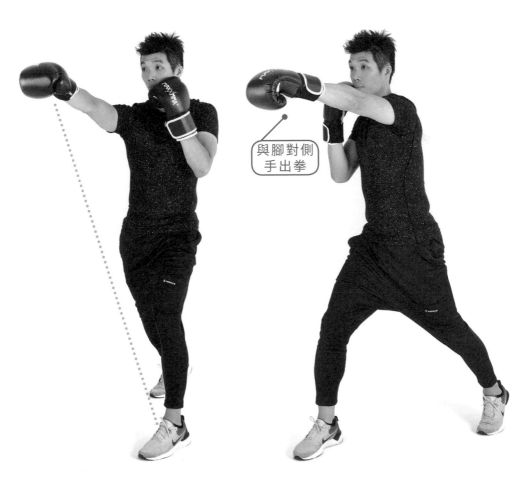

與腳對側
手出拳

基本出拳動作

上勾拳 Uppercut

1. 採拳擊戰鬥架勢預備。

2. 身體微下蹲，出拳側的肩部微向下傾斜。

手肘呈 90 度置於腹部位置，拳心朝上，拳眼向外。

3. 出拳側的腳跟蹬起，出拳側的肩、腰、臀順著出拳動作轉向前方；出拳拳心朝向自己，手肘呈 90 度向上打擊置下巴高度，用拳面打擊目標，兩肩保持在同一水平。

4. 再回到架勢位置。

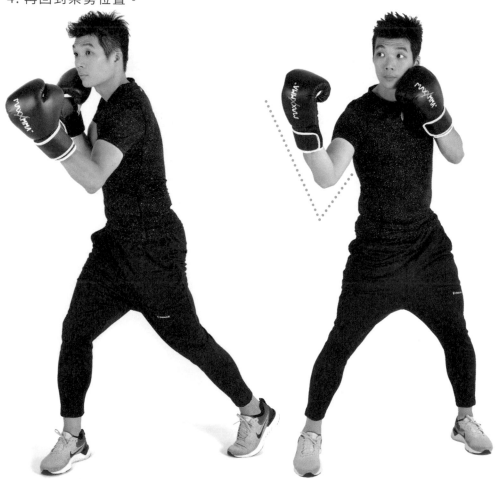

閃躲技巧 鐘擺閃躲

1. 採正面拳擊架勢。

2. 利用身體腹部側曲,朝左右方向閃躲,來躲避攻擊。

3. 重心放至兩腳之間。

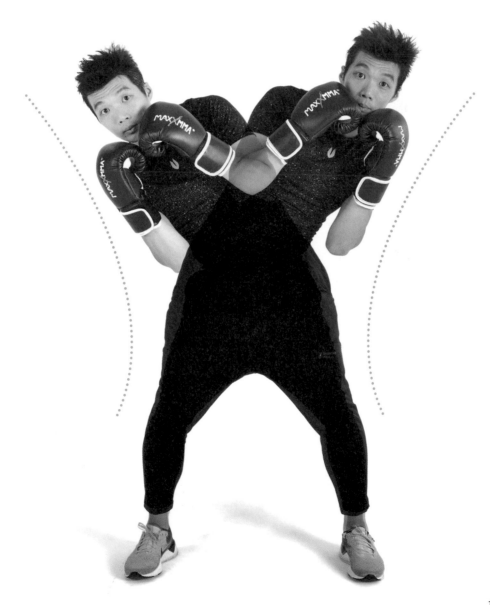

閃躲技巧

蹲下閃躲

1. 採正面拳擊架勢。

2. 身體下引，臀部往後延伸兩腳屈膝，身體微微往前蹲置水平位置，上下閃躲移動。

3. 重心放至兩腳之間。

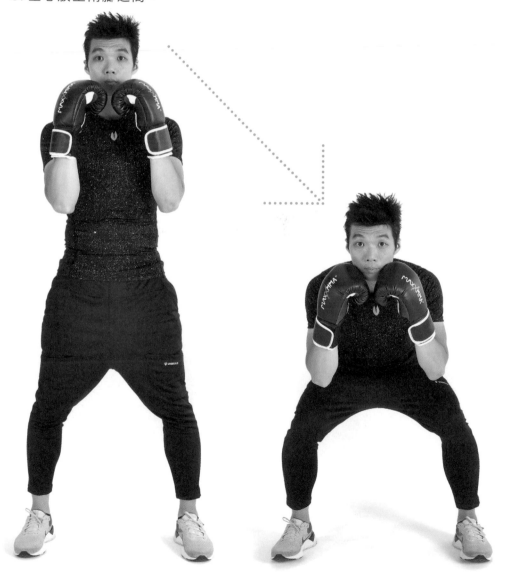

閃躲技巧 U 型閃躲

1. 採正面拳擊架勢。

2. 身體微微下蹲，單腳推蹬往上，身體往右邊閃躲方向移動，再回到左邊閃躲方向。

3. 重心放至兩腳之間。

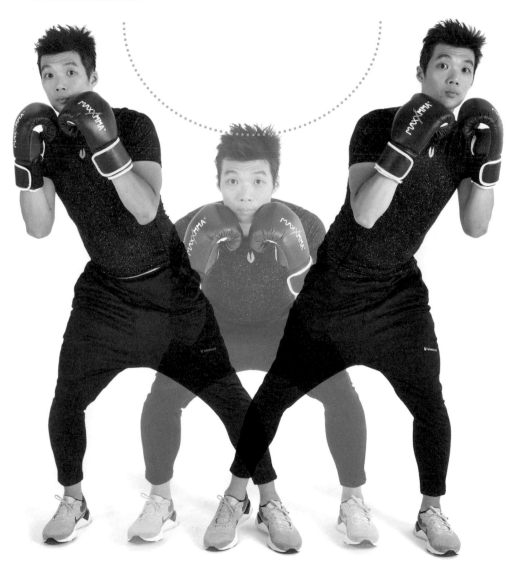

居家拳擊運動課 先修班

教學影片線上看

打造我的拳擊運動空間這樣開始！

由拳擊運動和肌力訓練組成的 30 分鐘居家課程，目的在於強化基礎體能有效燃燒大量體脂肪。與家人一起同享拳擊樂趣！

正式運動前，執行守則：

訓練配備	拳擊手套、拳擊手靶、拳擊沙袋、速度梯。
運動次數	每週進行 2-3 次，每次 30 分鐘。
呼吸配合	運動中保持規律呼吸。
務必注意	堅持每 10 分鐘喝一口水。

打擊運動　單打動作 A

使用配備：拳擊手套、拳擊靶（雙人對打）

運動次數 一組 10-20 次（做 3 組）。

準備姿勢 採拳擊戰鬥架勢預備。

打擊動作 右出拳刺拳、左出直拳。

運動效果

帶動全身的有氧運動可以使各個關節得到充分活動，並讓體溫上升來達到暖身的階段，為下一個動作奠定良好基礎，一般拳擊運動都會做暖身練習。

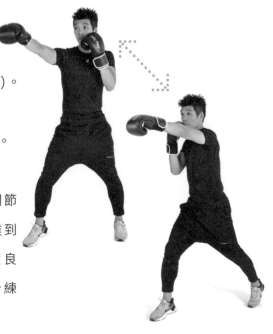

打擊運動　單打動作 B

使用配備：拳擊手套、拳擊靶（雙人對打）

運動次數 一組 10-20 次（做 3 組）。

準備姿勢 採拳擊戰鬥架勢預備。

打擊動作 右左上勾拳。

運動效果

帶動全身的有氧運動可以使肩膀關節得到充分活動，並讓身體軀幹來達到暖身的階段， 為下一個動作奠定良好基礎，一般拳擊運動都會做暖身練習。

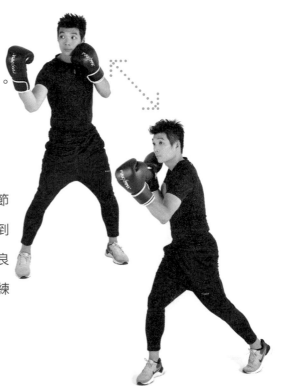

打擊運動　組合拳擊動作

使用配備：拳擊手套、拳擊靶（雙人對打）

運動次數 一組 10-20 次（做 3 組）。

準備姿勢 採拳擊戰鬥架勢預備。

打擊動作 右出刺拳、左出直拳、
右左上勾拳。

運動效果

帶動全身的有氧運動可以使身體充分活動，讓腹部、腰部、手臂達到運動塑身的效果以外， 還能增加協調能力。

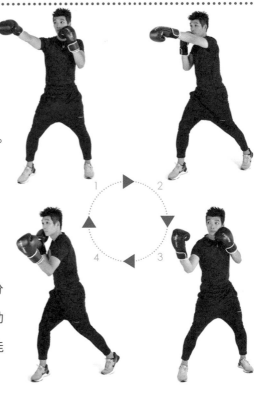

打擊沙袋運動

使用配備：拳擊手套、拳擊沙袋

運動次數 一組 10-20 次（做 3 組）。

準備姿勢 採拳擊戰鬥架勢預備，左腳前右腳後。

打擊動作 左出刺拳、右出直拳、左右移動。

運動效果 帶動全身的有氧運動可以運動到全身的每一塊肌肉，心肺耐力提升與肌力提升有效燃燒大量體脂肪和工作壓力的釋放。

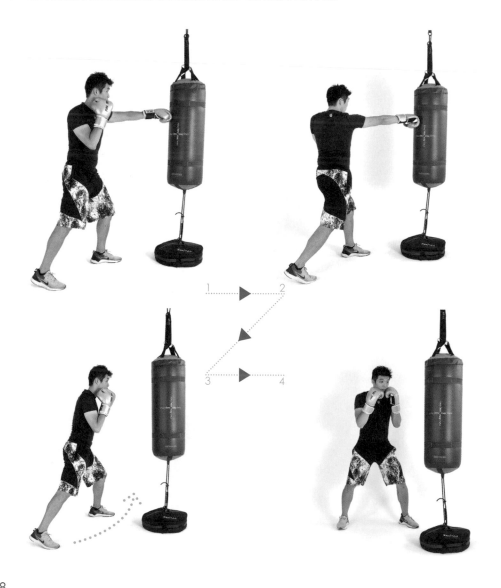

打擊運動與速度梯

使用配備：拳擊手套、拳擊沙袋

運動次數 一組 10-20 次（做 3 組）。

準備姿勢 採拳擊戰鬥架勢預備。

打擊動作 右左上勾拳。

運動效果 帶動全身的有氧運動可以使身體提升心肺耐力、敏捷反應提升，可增加運動的樂趣！

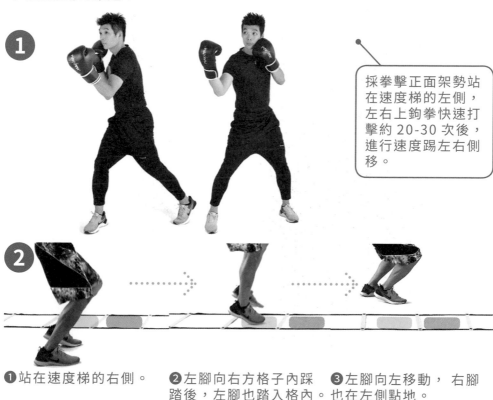

採拳擊正面架勢站在速度梯的左側，左右上鉤拳快速打擊約 20-30 次後，進行速度踢左右側移。

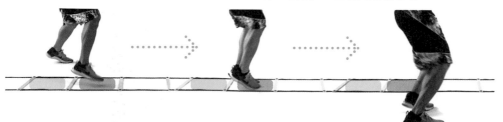

❶站在速度梯的右側。

❷左腳向右方格子內踩踏後，左腳也踏入格內。

❸左腳向左移動，右腳也在左側點地。

❹右腳向左方下一個格內踩踏。

❺左腳也踏入格內後，右腳向右側踏。

❻雙腳都在右側後以此類推向前移動。

打擊運動與腹部訓練

使用配備：拳擊手套、拳擊沙袋

運動次數 一組 10-20 次（做 3 組）。

準備姿勢 身體躺下屈膝採仰躺姿勢。

打擊動作 右左短拳。

運動效果 腹部訓練帶動出拳可以使身體提升腹部肌力、肌耐力，可增加軀幹身體強度與腹部線條。

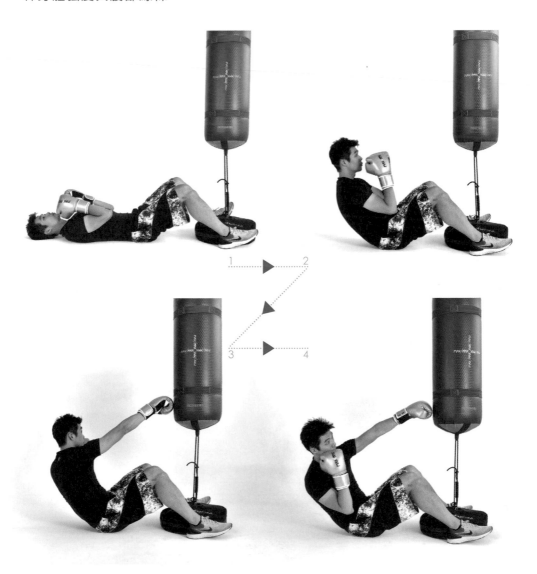

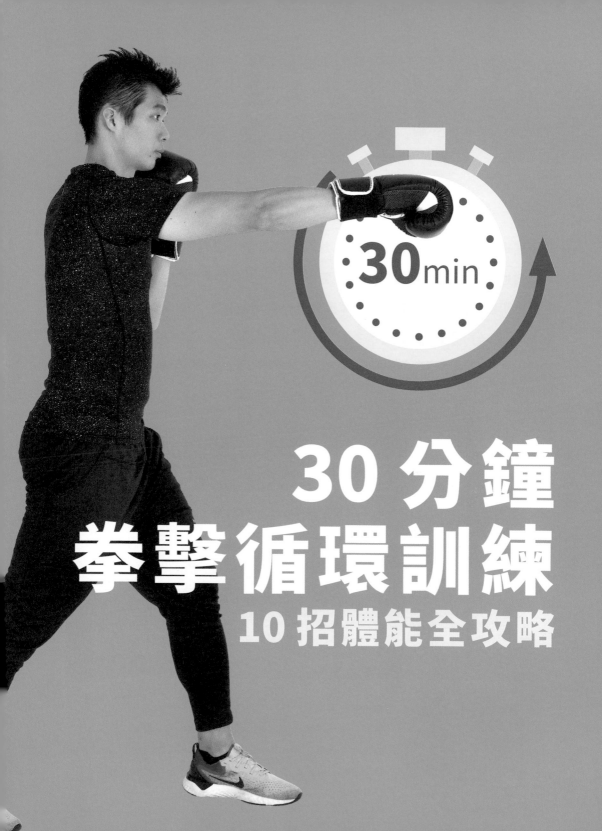

30 分鐘
拳擊循環訓練
10 招體能全攻略

30分鐘 拳擊循環訓練 10招體能全攻略

教學影片線上看

拳擊循環訓練是結合間歇訓練、肌力訓練、心肺訓練的一種訓練方法，不但可以增進肌耐力，還可有效提升心肺耐力，來達到消耗更多熱量。此訓練不受場地和器材的限制，依然可以發揮良好的訓練效果。

本章運動分成兩種模式進行：1. 有氧運動、2. 阻力訓練交替。

目標方向	透過拳擊動作與阻力訓練交互進行循環運動，來達成大量熱量消耗與體重控制為目的。
訓練方法	每週 2-3 次循環運動，如果有感覺吃力，可以減少組數或每個動作實施的時間，並搭配 1~10 項訓練動作。
運動間隔	訓練時每個動作間可不休息或是安排很少的休息時間，每組練習之間儘量少休息，短暫休息 30 秒即可。
訓練要點	❶每個動作時間以 30 秒為基準 (30sec、25sec、20sec、15sec、皆可) 最長為 1 分鐘。 ❷即使不能完成規定的時間，也要確保動作的正確性。 ❸拳擊運動 (有氧運動) 每個動作 1-3 分鐘為主，肌力運動為 30 秒為主。 ❹以三個循環為原則。 ❺訓練總時間應以 10-20 分鐘為宜。
注意事項	所有動作實施應保持自然呼吸不閉氣，避免過度閉氣用力血壓快速升高造成無法負荷現象。結束練習後應配合適當地伸展運動可減緩肌肉過度痠痛與疼痛。

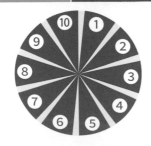

❶出拳正面架式打擊　　❻核心運動 (棒式)

❷四足跪姿伏地挺身　　❼戰鬥架式出拳 (短拳、長拳)

❸左右上勾拳打擊　　　❽弓箭步屈蹲 (左、右)

❹仰臥起坐左右出拳　　❾影子拳擊 (自由打擊) 動作

❺拳擊 U 型閃躲　　　 ❿速度梯快跑

① 出拳正面架式打擊

第一循環 60 秒

準備姿勢

雙腳打開比肩稍寬，雙手拿起至下巴高度，手肘靠近肋骨，左右出拳刺拳。

打擊動作

利用下半身大腿力量傳遞到腰部帶動手臂往前打擊頭部位置，下半身兩腳重心穩定，快速打擊。

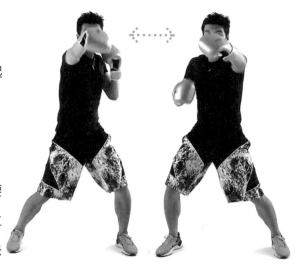

② 四足跪姿伏地挺身

第一循環 30 秒

準備姿勢

採四足跪姿執行動作，拳頭在肩膀正下方，膝蓋屈膝跪姿，肚子緊收腰部不往下掉，身體保持一直線延伸。

操作動作

兩手肘彎曲身體下引到 1/2，注意手肘不過度往外打開，手肘應朝身體後方，再向上把身體推起。往下時吸氣向上推起時吐氣，保持呼吸不閉氣。

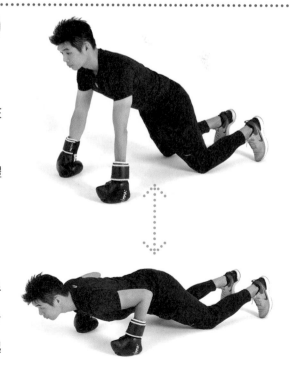

133

③ 左右上勾拳打擊

第一循環 60 秒

準備姿勢

採戰鬥架式，雙手拿起至下巴高度，手肘靠近肋骨，左右出拳上勾拳。

打擊動作

利用下半身大腿力量傳遞到腰部帶動手臂往前手肘屈呈 90 度打擊至下巴高度位置，下半身兩腳重心穩定，快速打擊。

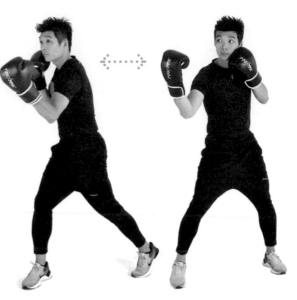

④ 仰臥起坐左右出拳

第一循環 30 秒

準備姿勢

讓身體仰躺在瑜珈墊上兩腳屈膝自然微彎，雙手虛握拳放置胸口，腹部緊收預備。

操作動作

動作開始上半身往前上背部微離開地板，腰部左右轉動帶動手臂出拳打擊，再回到墊子上。

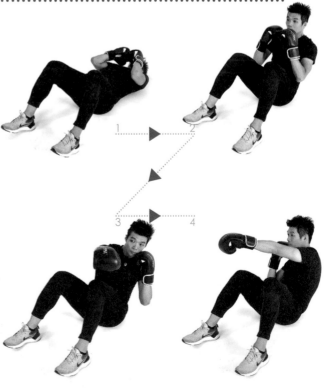

⑤ 拳擊 U 型閃躲

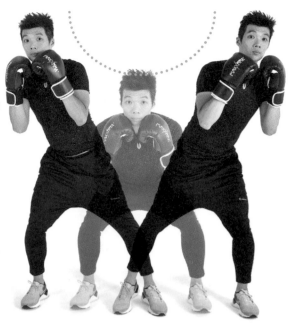

第一循環 60 秒

準備姿勢

雙腳打開比肩稍寬,雙手拿起
至下巴高度,手肘靠近肋骨,
雙手虛握拳,腹部緊收。

操作動作

身體微微下蹲,單腳推蹬往上,
身體往右邊閃躲方向移動,再
回到左邊閃躲方向,快速閃躲
移動。

⑥ 核心運動(棒式)

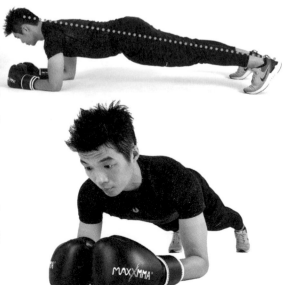

第一循環 30 秒

準備姿勢

先採四足跪姿,雙手小手臂支
撐在墊子上, 兩腳伸直膝蓋離
開地面,肩膀手肘與地板垂直。

操作動作

雙腳膝蓋離開地板往後延伸,
骨盆微後傾,夾臀部緊收腹部,
腰部不往下壓,身體保持向前
延伸一直線。

⑦ 戰鬥架式出拳（短拳、長拳）

第一循環 60 秒

準備姿勢

採一腳前一腳後戰鬥架式，後腳跟微提起，雙手拿起至下巴高度，手肘靠近肋骨，雙手虛握拳。

打擊動作

出拳側的肩、腰、臀，順著出拳動作轉向前方， 拳心向下，手肘微伸直，快速出拳打擊。

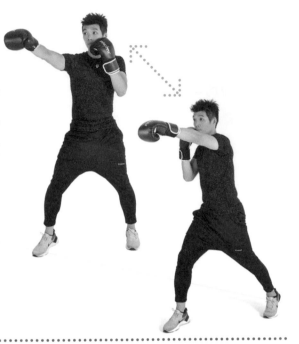

⑧ 弓箭步屈蹲

第一循環 30 秒

準備姿勢

雙腳打開與肩同寬，一腳往前一大步，採分腿站姿，後腳跟微提起。前腳膝蓋微彎，骨盆朝前，腹部收身體向上延伸。

操作動作

分腿站姿身體下蹲，前腳與後腳呈 90 度，下蹲時身體不過度前傾後仰，膝蓋不超過腳尖，腰部不壓迫，兩腳做快速交換訓練動作。

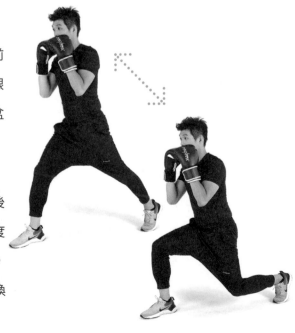

⑨ 影子拳擊（自由打擊）動作

第一循環 60 秒

準備姿勢

採拳擊戰鬥架式，一腳前一腳
後雙手拿起至下巴高度，手肘
靠近肋骨，左右出拳刺拳、長
拳、上勾拳。

打擊動作

自由打擊出拳時，左右出拳刺
拳、長拳、上勾拳加上左右移
動與閃躲動作。

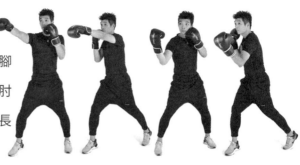

左右移動閃躲

⑩ 速度梯快跑

第一循環 30 秒

準備姿勢

需要準備速度繩梯，放置地板
上跑步姿勢預備。

操作動作

以小碎步跑的方式進行，同一
格內左右腳各踩踏一次，大腿
微微抬高，小腿快速移動往前
跑，再折返跑回來。

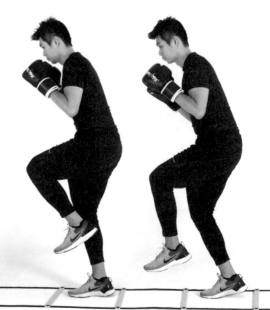

鬆筋膜滾筒教學
遠離酸痛，留住肌活力！
放鬆保健《筋膜按摩》教學特輯

生活當中，時常感覺到肌肉疲勞、緊張、僵硬？此時做了運動也無效嗎？或者你會採取泡熱水方式如泡澡來降低疲勞，而並無法達到目的。

肌肉累積的長期的壓力，導致於肌肉及或是其筋膜出現了激痛點，就會導致肌筋膜疼痛綜合症，這個時候，可以利用一些簡單的工具，適時適量的施予按摩，即可慢慢恢復活力。

造成痠痛的原因有很多，有受傷、姿勢不良、使用過度或甚至有先天性的問題，在使用工具放鬆筋膜之前，必須先釐清什麼原因造成，譬如明顯外傷或受傷的急性期就不建議馬上做按壓。

然而現代人最常發生姿勢不良的問題，低頭族、駝背等等，還有就是平日運動量不足，一到有空的時候拼命運動，造成身體肌肉過度使用，不好好保養，很容易導致肌肉緊繃，逐漸造成血液循環變差，久而久之進而發炎疼痛。這時筋膜按摩不外乎就是讓肌筋膜回復到張力平衡，重新促進血液循環，使肌肉回到原本的柔軟與彈性。

本單元以不同的器材搭配身體的不同部位來說明按摩方式，只要利用適當的工具如滾筒、圓球、花生米球，甚至於擀麵棍、梳子等實心的器具，都可為小範圍肌肉「解危」！

按摩滾棒

滾筒按摩操作方式 每個部位基本上按壓不超過 **30** 秒為基準，可以操作 **2~3** 次。

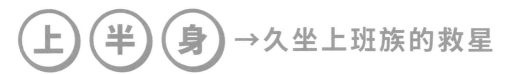

上 半 身 →久坐上班族的救星

※ 適用對象：長時間久坐、駝背的人，例如長時間開車、坐辦公桌之上班族。

1. 讓背部的肌肉也微笑

久坐又不常運動背部，僵硬的笑容你感覺到嗎？恢復溫柔的微笑線條，記得多按摩喔！

a. 背部躺在滾筒上滾動，請勿滾到下背，目的伸展肌肉纖維、促進循環。

b. 尋找痛點或稍微緊繃的地方，按壓著做小幅度的動作，鬆解緊繃部位。

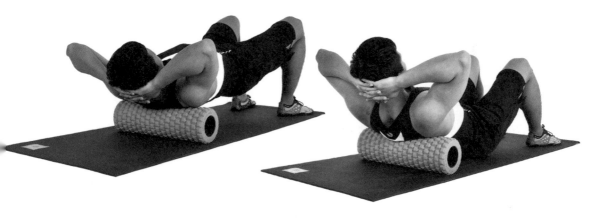

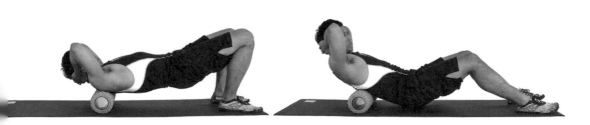

2. 闊背肌與淋巴處的微妙關係

你常舉起雙手臂嗎?許多人回答 NO,除了多舉起啞鈴重物等來練習外,滾筒按摩可以放鬆緊張肌肉,連帶的按摩到淋巴,幫助排毒,是簡易的保健方式。

a. 身體側躺 45 度,滾動範圍從肩膀後側到胸部側面。

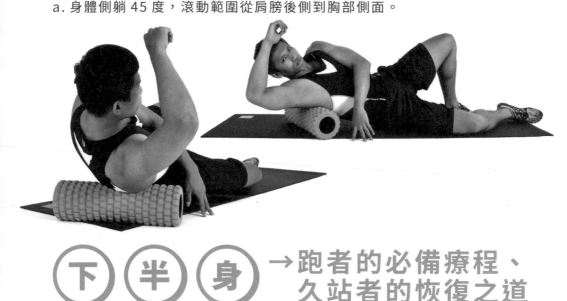

下 半 身 →跑者的必備療程、久站者的恢復之道

※ 適用對象:適合長時間久坐、久站、習慣穿高跟鞋、跑者等。

1. 讓緊張的臀部放輕鬆

九成腰痛來自臀部僵硬,按摩臀中肌,預防坐骨神經痛!

a. 坐在滾筒上,雙手撐地保持平衡,一腳跨於另一腳,小範圍滾動,專注按壓半邊臀部。

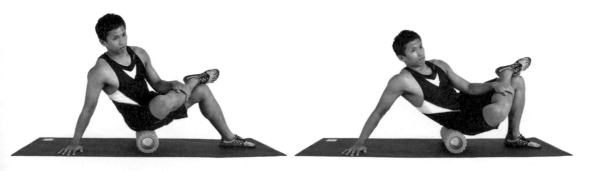

2. 刺激大腿經絡及鬆懈肌肉，預防粗腿和循環不佳

大腿的內外側皆有經絡對應，時常按摩好處不少。

a. 俯臥將滾筒置於大腿前側，可以進行橫向轉動來放鬆肌肉，前後來回滾動可以促進循環，利用膝蓋彎曲活動來鬆開肌痛點。

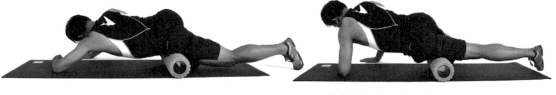

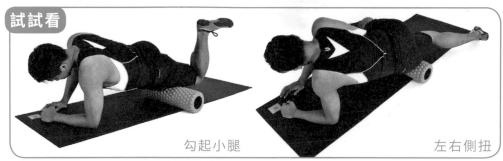

試試看

勾起小腿　　　　　　　　　　　左右側扭

b. 把滾筒放在大腿後側，進行橫向轉動來放鬆肌肉，前後來回滾動可以促進血液循環。

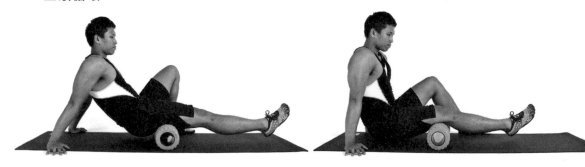

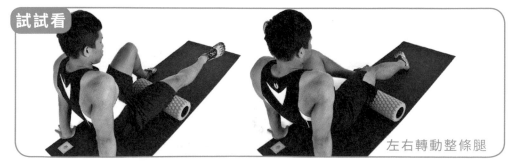

試試看

左右轉動整條腿

c. 俯臥將滾筒置於大腿內側，來回滾動可以促進循環，利用膝關節活動來舒緩。

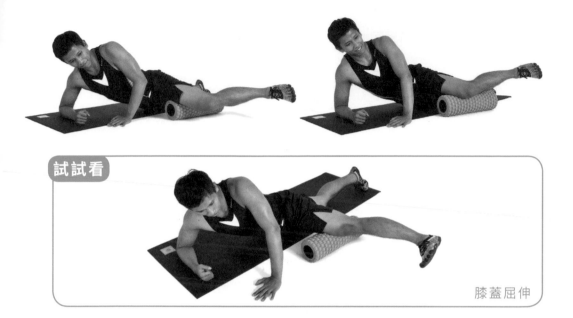

試試看

膝蓋屈伸

d. 側臥將滾筒置於大腿外側，前後滾動可以促進血液循環。

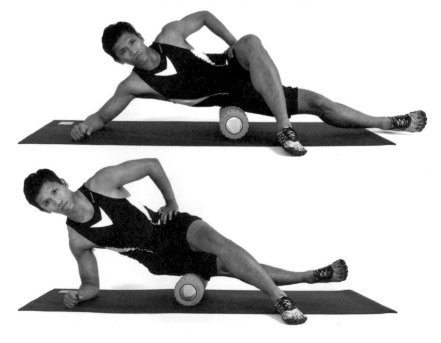

3. 跑者運動家的小腿舒緩秘招

長跑的小腿酸疼不已，快來根滾筒立即加速恢復活力！

a. 將小腿放於滾筒上面，可以雙腳交疊加強按壓力道，左右轉動放鬆肌肉，
前後滾動促進血液回流，動動腳踝可以放鬆痛點。

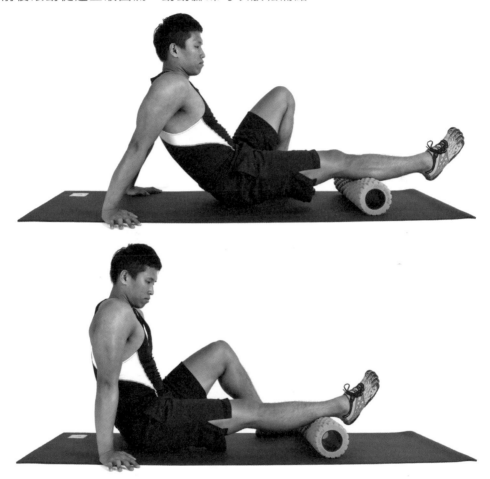

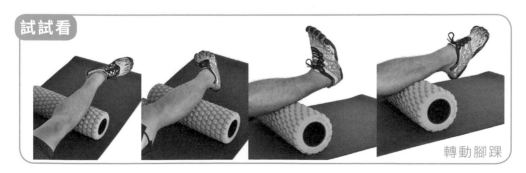

試試看

轉動腳踝

143

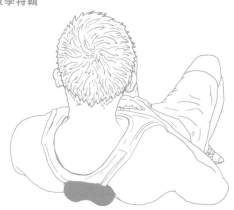

花生按摩球操作方式　每個部位基本上按壓不超過 30 秒為基準，可以操作 2~3 次。

大部分功用都與滾筒雷同，主要針對比較特殊或是比較細小的部位。

※ 適用對象：肩頸僵硬或睡眠不良者。

a. 將花生球放至頭頸部交界處，也就是枕骨下緣，做按壓放鬆。

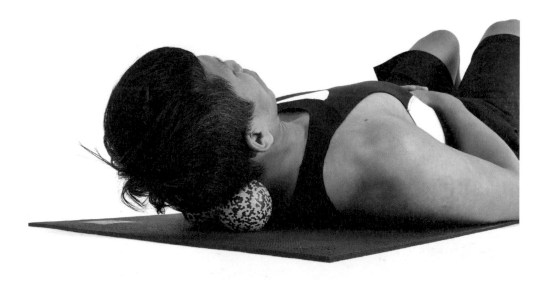

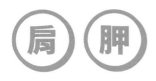

※ 適用對象：長時間駝背、背部僵硬的狀況者。

a. 將花生球橫放至背後，肩胛骨與脊椎之間的位置，做小範圍的滾動。

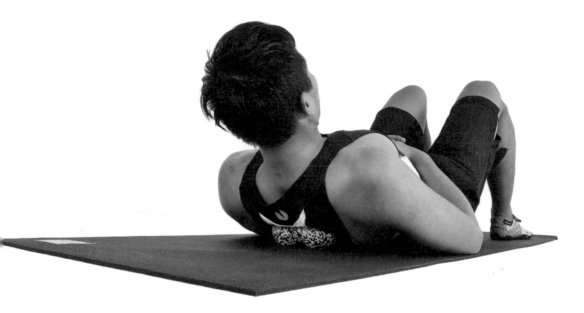

b. 將花生球橫放至背後，找到緊繃處按著，可以藉由擺動手臂來解除痛點。

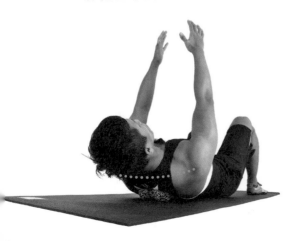
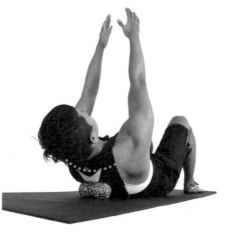

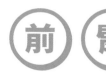

前 臂

※ 適合對象：長時間使用手指、手腕的患者，例如長時間使用電腦。

a. 將前臂放至花生球的凹槽內，進行前後滾動，以達到放鬆的功效。

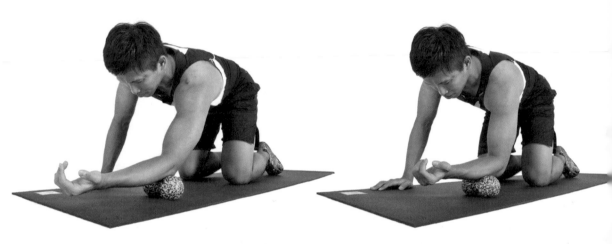

b. 將前臂放至花生球的凹槽內，彎曲手腕來伸展肌肉。

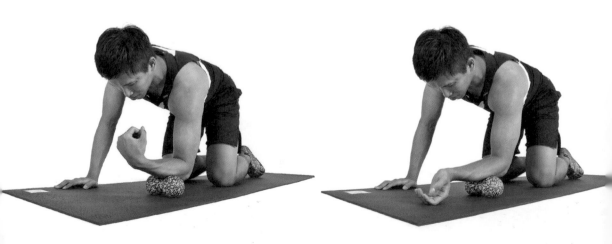

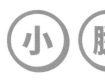 阿基里斯腱

※ 適合對象：長時間站立、走路或穿高跟鞋的人。

a. 將小腿（阿基里斯腱處）放在花生球的凹槽內，前後滾動促進小腿血流。

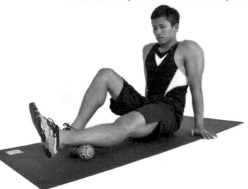 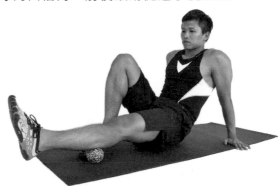

b. 可以尋找痛點後，在痛點上進行橫向按摩整條肌束。

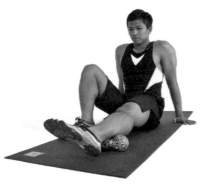 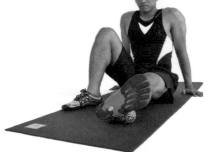

c. 花生球利用瑜珈磚墊高將小
腿放在花生球的凹槽內，扳動
腳踝，舒展小腿肌肉

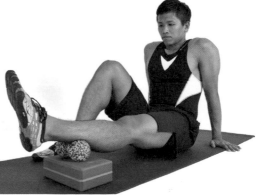

按摩球操作方式　每個部位基本上按壓不超過 30 秒為基準，可以操作 2~3 次。

大部分功用都與花生球雷同，主要針對比較特殊或是比較細小的部位。

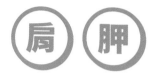

※ 適用對象：久坐、駝背、長時間開車的人。

a. 將球放至肩胛骨與脊椎間的位置，找到痛點進行按壓，藉由擺動手臂來舒解痛點。

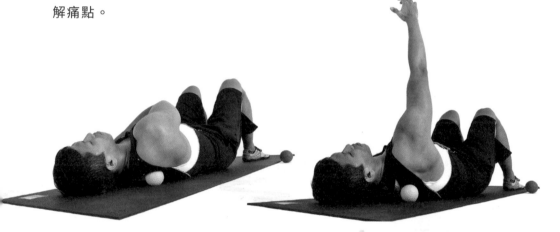

※ 按摩肩胛也可以在牆面進行，
刺激比較不會這麼強烈！

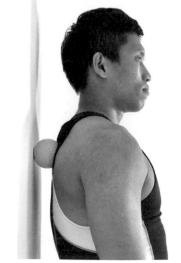

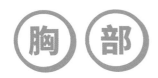

胸 部

※ 適合：刺激胸部穴道，促進血液的循環。

a. 將球放在胸部與肩膀的交界處，小範圍的滾動，促進血流，或擺動手臂來達到放鬆效果。

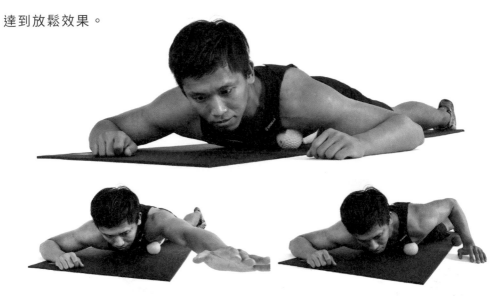

b. 利用瑜珈磚墊高，將球放在胸部與肩膀的交界處加強按壓。

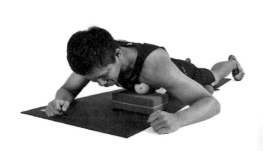

※ 可以在牆面進行按壓，強度比較不會這麼刺激。

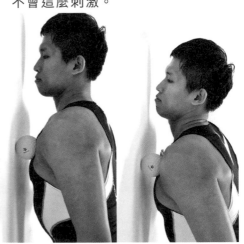

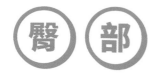

臀 部

※ 適合對象：長時間久坐或臀部無力的對象。

a. 臀部痠痛的位置坐壓球上，一腳盤起，以繞環按壓來操作。

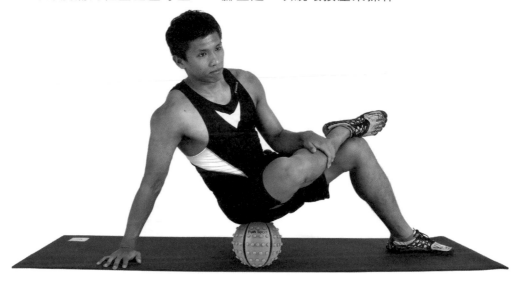

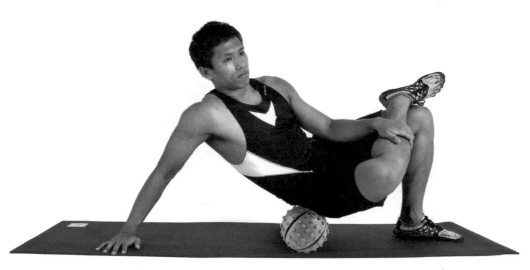

※ 建議使用大顆按摩球比較好按。

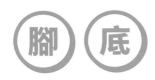

※ 適合對象：長時間站立或小腿緊繃的人。

a. 腳踩按摩球，輕輕地來回滾動，舒緩腳底的筋膜。

功能性健身執行表

姓名： 　　　　體重： 　　　　體脂：

每菜單每週最少 2 次以上，可做一休一或兩天休息一天，把完成的日期填入表格或打勾。

菜單	動作	一	二	三	四	五	六	日
初階 MENU-1 page.18	伏地挺身 (12 次 x3 組) 彈力帶反握下拉 (12 次 x3 組) 壺鈴深蹲 (12 次 x3 組) 棒式 (30 秒 x3 組)							
初階 MENU-2 page.22	彈力帶肩推 (12 次 x3 組) 彈力帶坐姿划船 (12 次 x3 組) 壺鈴相撲硬舉 (12 次 x3 組) 側棒式 (30 秒 x3 組)							
初階 MENU-3 page.28	槓鈴臥推 (12 次 x4 組) 彈力帶雙跪下拉 (12 次 x4 組) 高腳杯深蹲 (12 次 x4 組) 登山者 (30 秒 x4 組)							
初階 MENU-4 page.32	槓鈴肩推 (12 次 x4 組) 反手肢體划船 (12 次 x4 組) 壺鈴硬舉 (12 次 x4 組) 單腳側平板 (30 秒 x4 組)							
初階 MENU-5 page.38	啞鈴臥推 (12 次 x5 組) 彈力帶跪姿下拉 (12 次 x5 組) 槓鈴深蹲 (12 次 x5 組) 延伸前平板 (30 秒 x5 組)							
初階 MENU-6 page.42	啞鈴肩推 (12 次 x5 組) 懸吊划船 (12 次 x5 組) 槓鈴直膝硬舉 (12 次 x5 組) 側棒式下伸 (12 次 x5 組)							
進階 MENU-7 page.48	單腳蹲 -1(一邊 6 次 x3 組) 單腳硬舉 -1(一邊 6 次 x3 組) 滑冰者蹲 -1(一邊 6 次 x3 組)							
進階 MENU-8 page.50	單腳蹲 -2(一邊 6 次 x3 組) 單腳硬舉 -2(一邊 6 次 x3 組) 滑冰者蹲 -2(一邊 6 次 x3 組)							
進階 MENU-9 page.54	單手啞鈴臥推 (12 次 x4 組) 懸吊引體向上 (12 次 x4 組) 滑盤分腿蹲 (12 次 x4 組) 球上棒式 (30 秒 x4 組)							
進階 MENU-10 page.58	單手肩推 (12 次 x4 組) 槓鈴划船 (12 次 x4 組) 啞鈴直膝硬舉 (12 次 x4 組) T 字穩定 (20 次 x4 組)							

執行區間：　　月　　日~　　月　　日

菜單	動作	一	二	三	四	五	六	日
進階 MENU-11 page.64	啞鈴直握臥推 (12 次 x5 組) 雙跪彈力帶單手下拉 (12 次 x5 組) 壺鈴弓箭步 (12 次 x5 組) 滑盤屈腿 (20 次 x5 組)							
進階 MENU-12 page.67	壺鈴肩推 (12 次 x5 組) 啞鈴交互划船 (12 次 x5 組) 單腳硬舉 -3(一邊 6 次 x5 組) 俄羅斯旋轉 (20 次 x5 組)							
進階 MENU-13 page.72	交互啞鈴臥推 (12 次 x5 組) 單手跪姿下拉 (12 次 x5 組) 單腳蹲 -3(一邊 6 次 x5 組) 健腹輪前滑 (12 次 x5 組)							
進階 MENU-14 page.76	交互啞鈴肩推 (12 次 x5 組) 彈力帶單手划船 (12 次 x5 組) 仰臥伸髖 (12 次 x5 組) 腳踏車俄羅斯 (20 次 x5 組)							
進階 MENU-15 page.82	壺鈴深蹲上推 (12 次)→盪壺 (12 次)→風車式 (各 12 次)→ 單手划船 (各 12 次)→單手 肩推 (12 次)3 次循環							
進階 MENU-16 page.86	架式深蹲 (12 次)→壺鈴硬舉 高拉 (12 次)→單手盪壺 (12 次)→俄羅斯旋轉 (12 次)→ 軍式舉 (各 12 次)3 次循環							
進階 MENU-17 page.93	懸吊引體向上 (12 次)→滾筒 輔助單腳硬舉 (各 12 次)→ 啞鈴單手划船 (各 12 次)→ 彈力帶側棒划船 (各 12 次)→ 熊爬 4 次循環							
進階 MENU-18 page.96	彈力帶單手推 (各 12 次)→ 跪姿單手肩推 (各 12 次)→ 保加利亞分腿蹲 (各 12 次)→ 彈力帶斜向下拉 (各 12 次)→ 農夫走路 4 次循環							
進階 MENU-19 page.100	彈力帶交互下拉 (各 12 次)→ 壺鈴分腿硬舉 (各 12 次)→肢 體毛巾划船 (12 次)→棒式拉 (各 12 次)→單手滑盤前滑 (交 互 12 次)4 次循環							
進階 MENU-20 page.104	交互啞鈴直握臥推 (交互 12 次)→尺蠖式→交互　壺鈴肩 推 (交互 12 次)→尺蠖式→啞 鈴弓箭步 (各 12 次)→尺蠖 式→彈力帶推舉 (各 12 次)→ 尺蠖式 4 次循環							

讓運動靈感
源源不絕！

Fun Sport   Fun Sport Fit

拳擊力搏
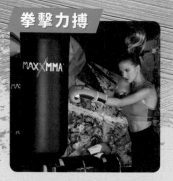

負重訓練
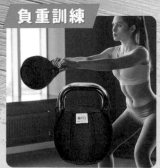

跑步去！
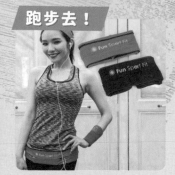

重訓主義
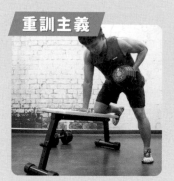

敏捷反應
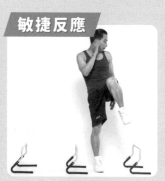

阻抗健身
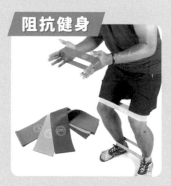

瑜珈靈魂
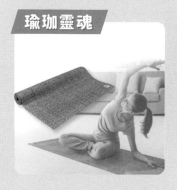

筋膜放鬆
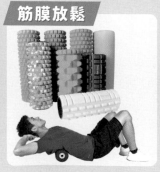

菜單靈感
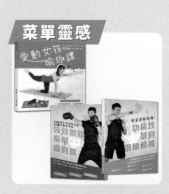

為你美好體態喝采，滔滔不絕！

www.funsport.com.tw

官方網站

FACEBOOK

LINE@

YOUTUBE

加好友享$50折價券

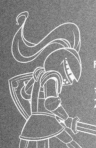

Fun Sport

奇肌勇士
鬆筋膜按摩滾筒
伸縮調整版

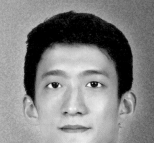

按摩效益再升級！
打造米其林運動滾筒！

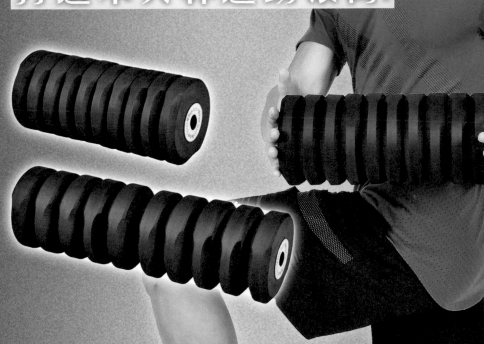

伸縮自如，
按摩範圍自選，
釋放奇肌力！

體適能講師

胡孝新 Energy

www.funsport.com.tw

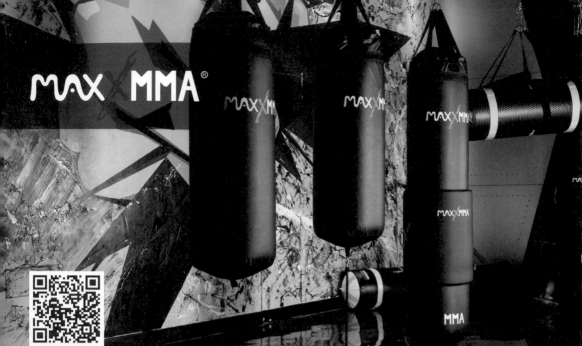

MAXXMMA®

專為各大品牌代工的MaxxMMA，
擁有全球專利、獨一無二的水氣沙袋，
精緻的做工、時尚的外型，
讓打擊時刻能夠心無旁鶩、專心投入。

多功能水氣沙袋
四種模式

拳擊沙包模式

上鈎拳模式

MMA沙袋模式

健身沙袋模式

台灣總代理 魯克海斯有限公司
(02)2240-8168 line:@ sport

搏擊健身設備採購 行銷合作

賈說機能

抗紫外線 / 抗菌強效　　　急速乾燥 / 透氣清爽

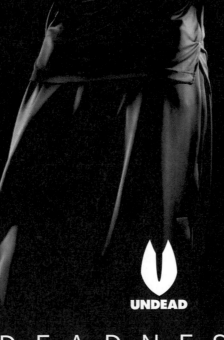

UNDEAD

UNDEADNESS.COM

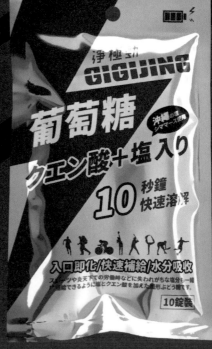

作　　　者　王繼德、李俊明

總編文案　吳昭緯 Emily

視覺設計　江依倩

器材提供　Fun Sport 趣運動

服飾提供　UNDEAD(瀧櫻國際有限公司)

統籌單位　魯克海斯有限公司 (Fun Sport 趣運動)

地　　　址　新北市中和區中山路二段 327 巷 7 號 2 樓

電　　　話　(02)2240-8168

傳　　　真　(02)2240-8157

網　　　址　www.funsport.com.tw

官方網站

LINE@

facebook

國家圖書館出版品預行編目資料

強效燃脂瘦身營：功能性健身訓練套
餐 / 王繼德，李俊明著 . -- 初版 . --
新北市：橙實文化，2019.01
　面；　公分
ISBN 978-986-97015-6-3(平裝)

1. 減重 2. 塑身

411.94　　　　　　　　　　107022728

出版發行　橙實文化有限公司

客服電話　(03)3811618

公司傳真　(03)3811620

公司地址　桃園市大園區領航北路四段 382-5 號 2 樓

客服信箱　orangestylish@gmail.com

經　銷　商　聯合發行股份有限公司

電　　　話　(02)29178022

版　　　次　2019 年 1 月初版

定　　　價　350 元

30分鐘拳擊循環訓練
10招體能全攻略

強效燃脂
拳擊
瘦身營